당신의 춤 방향을 안내해 줄
지침서

break ambition

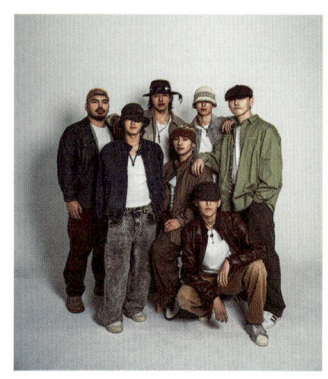

지은이

팀 브레이크 엠비션
Team break ambition

경력

한국 Red bull bc one 우승
미국 TV 방송 NBC World of dance3 출연
한국 아이돌 Twice Feel special 시안 댄서
일본 Freestyle session 우승
한국 엠넷 Street woman fighter2 출연
한국 엠넷 아시아 뮤직 어워드 (MAMA) BTS 제이홉 파트 연출
프랑스 Trophy master 우승
덴마크 Floor wars 우승
일본 Red bull bc one 심사
삼성 갤럭시 S24 Ultra CM
중국 Fullclip 우승
한국 아이돌 Treasure MV 출연
호주 Destructive steps 우승
일본 Red bull bc one world final 진출
한국 아이돌 Twice 롯데 면세 LDF CM 시안 댄서
영국 Welsh open bboy championship 우승
롯데 카드 CM Like it 출연
한국 아이돌 BTS Concert wings j-hope 솔로 파트 댄서
대만 City war 우승
한국 Line up guest showcase
일본 Battle of the year world final 준우승

브레이킹 댄스 마스터 북

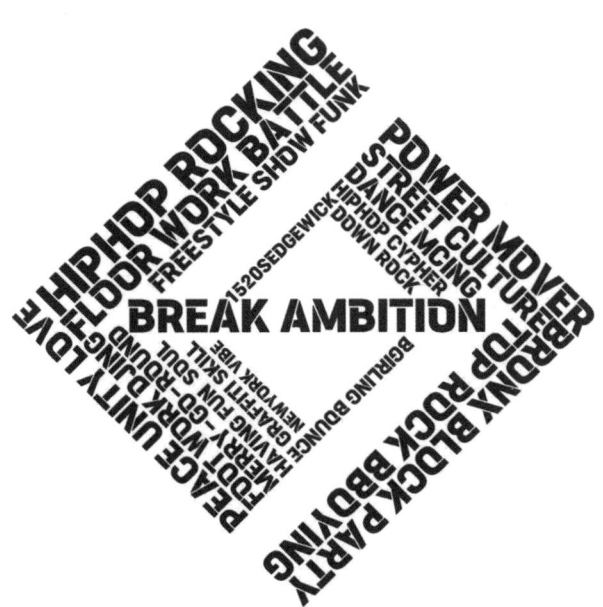

지은이
BREAK AMBITION

움직이기에 앞서

이 책이 누군가에게 하나의 지식이 되기를 바랍니다

작은 변화라도 단 한 걸음 나아간다면, 그 발걸음이 세상을 바꿀 힘이 될 것입니다.

외국의 춤 교육 시스템을 보며 교육의 중요성을 깨달았습니다.
우리나라에도 아이들이 춤을 쉽게 접할 수 있는 시스템이 필요하다고 느꼈습니다.
춤이 누구에게나 더 가까이 다가가고, 두려움 없이 시작할 수 있도록 문턱을 낮추고 싶었습니다.

춤은 사실 누구나 할 수 있는 것입니다.
하지만 시작하려면 부끄러움과 실패에 대한 두려움이 발목을 잡습니다.
그러나 춤은 그 모든 것을 뛰어넘는 자유와 행복을 선사합니다.

처음 이 아이디어를 떠올렸을 때, 이 책이 세상에 나올 줄은 몰랐습니다.
춤을 더욱 전문화하고, 처음 춤을 접하는 아이들이 더 쉽게 다가갈 수 있는 길을 열고 싶었습니다.
우리의 문화와 더 나은 미래를 위해 시작한 이 여정이 결실을 맺어 이렇게 빛을 보게 되어 기쁩니다.

그 여정은 결코 평탄하지 않았습니다.
매일 책에 몰두하며 잠도, 일정도, 돈도, 심지어 먹는 것조차 포기했습니다.
동료들과 연습실에서 보내는 하루하루는 고통과 열정으로 가득했지만,
그 시간은 동시에 소중한 추억이 되었습니다.
가장 어려웠던 것은 기존의 틀을 깨고 새로운 교육 체계를 정립하며,
이를 모두가 이해할 수 있는 형태로 만들어내는 일이었습니다.
하지만 동료들과 함께했기에 그 모든 것이 가능했습니다.

같이 노력하는 시간은 추억으로 남고, 그 추억은 미래를 더욱 아름답게 만들어줍니다.
우리가 어떤 결말을 맞이할지는 알 수 없지만,
지금 이 순간, 우리는 함께 청춘을 빛내고 있습니다.

차례

LEVEL 81.... 9
LEVEL 82.... 19
LEVEL 83.... 29
LEVEL 84.... 39
LEVEL 85.... 47

LEVEL 86.... 57
LEVEL 87.... 67
LEVEL 88.... 77
LEVEL 89.... 87
LEVEL 90.... 99

차례

LEVEL 91.... *109*

LEVEL 92.... *119*

LEVEL 93.... *131*

LEVEL 94.... *141*

LEVEL 95.... *151*

LEVEL 96.... *161*

LEVEL 97.... *171*

LEVEL 98.... *183*

LEVEL 99.... *195*

LEVEL 100....*205*

L
E
V
E
L

81

저에겐 신체적인 어려움이 있었습니다. 사고로 왼쪽 갈비뼈가 휘게 되었고,
그로 인해 운동을 하면 심장이 팽창하여 뼈가 심장을 찌르는 고통을 겪었어요.
체육 시간에는 거의 앉아 있어야 했고, 친구들과 어울릴 기회도 적었어요.
그때 저의 유일한 친구는 친형이었고, 호기심에 형을 몰래 따라가
브레이킹을 하고 있는 형을 발견했죠. 그 이후 저도 브레이킹을 시작했어요.
고통도, 부정적인 생각도 잊혀질 만큼 몰입했죠.
그렇게 춤이 삶의 원동력이 되어 이후에 의사 선생님이 말씀하시길,
춤을 통해 생긴 근육 덕분에 상태가 나아졌다고 하셨습니다.
그 후로 저는 건강도 되찾고, 많은 친구들과 어울리며 춤을 췄어요.
저에게 춤은 "환경에 굴복하지 않고, 몰입하면 이겨낼 수 있다"는
강력한 믿음을 심어준 존재였어요.

-JERK-

2000 to 1990

투틴 투 나인틴

*QR코드를 스캔하시면 동영상이 재생됩니다

고급 1/5

끝까지 포기하지 않는 것! 그것이 파워 무브의 길!

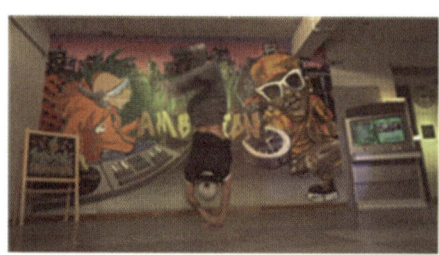

1. 2000을 한다. 그 후 몸의 중심을 오른쪽으로 이동시킨다.

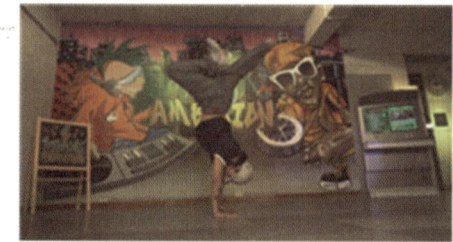

2. 오른손을 바닥에 내리고 물구나무를 다리를 접어주며 만든다.

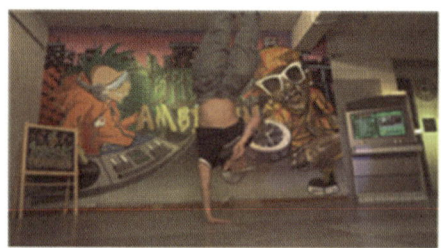

3. 오른손으로 바닥을 밀어주며 다리를 한 번 더 모아 1990을 한다.

Crazy knee hook twist indian step

크레이지 니 후크 트위스트 인디언 스텝 *QR코드를 스캔하시면 동영상이 재생됩니다

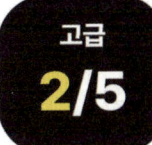

고급 2/5

이 탐락은 다이어트에 최고!

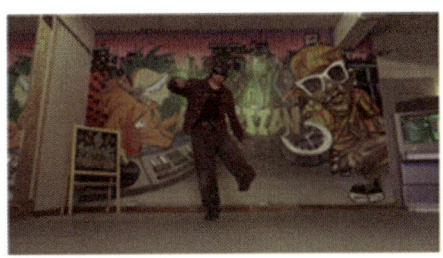

1. 왼 다리를 들어주고 오른 무릎을 살짝 굽혀준다.

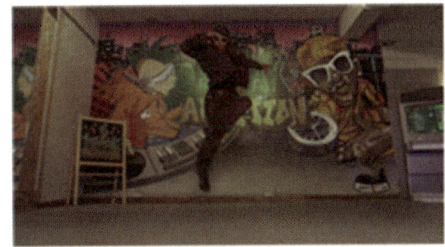

2. 오른 무릎을 펴면서 점프하고 왼다리를 접어서 오른 무릎 위에 올려준다. 이때 상체는 15도 뒤로 기울이며 가슴을 열어준다.

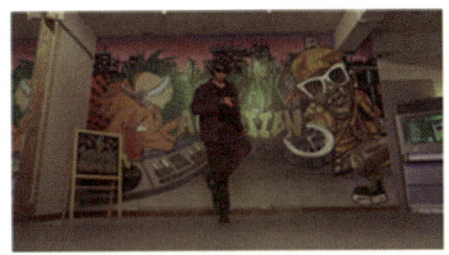

3. 오른 다리로 착지하고 내려온다. 이때 상체는 왼쪽 대각선을 향한다.

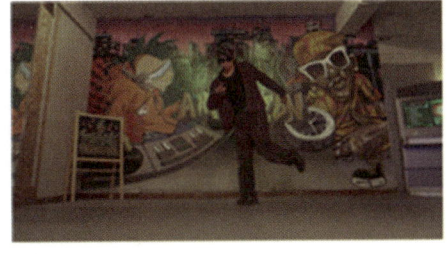

4. 접었던 왼 다리를 왼쪽 대각선으로 펼친다. 이때 상체는 오른쪽으로 틀고 왼 다리를 접는다.

Crazy knee hook twist indian step

크레이지 니 후크 트위스트 인디언 스텝

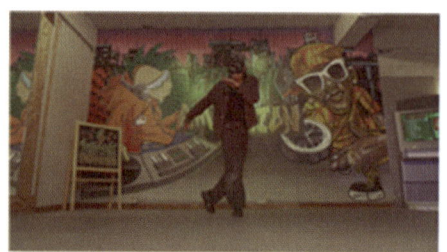

5. 왼 다리를 오른 다리 뒤 대각선에 내려놓는다. 이때 상체는 왼쪽으로 틀어준다.

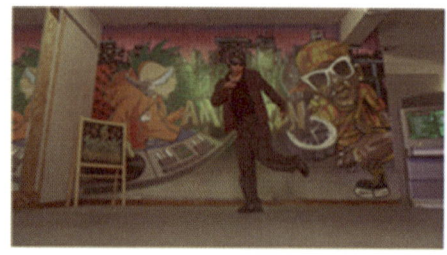

6. 상체를 오른쪽으로 틀면서 왼 다리를 접어준다.

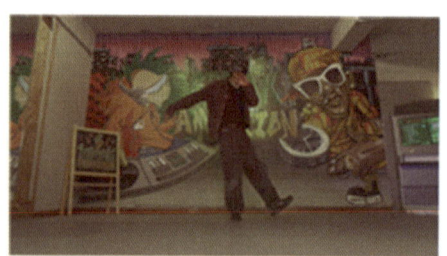

7. 접었던 왼 다리를 왼쪽 대각선으로 펼친다. 이때 상체는 왼쪽으로 틀어준다.

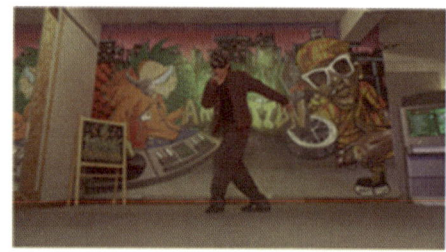

8. 상체를 오른쪽으로 틀면서 왼 다리를 오른쪽 대각선 앞으로 내려놓는다.

Crazy knee hook twist indian step

크레이지 니 후크 트위스트 인디언 스텝

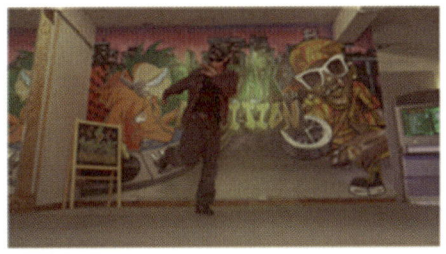

9. 오른 다리를 접으면서 상체를 왼쪽으로 틀어준다.

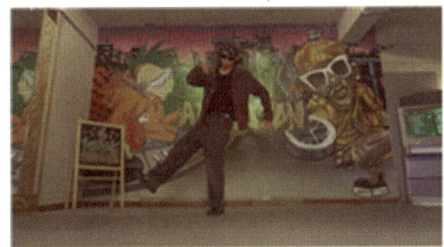

10. 접었던 오른 다리를 오른쪽 대각선으로 펼치면서 상체를 오른쪽으로 틀어 준다.

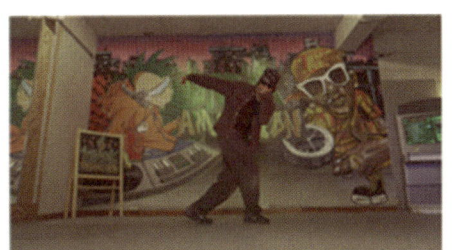

11. 상체를 왼쪽으로 틀면서 오른다리를 왼쪽 대각선 앞으로 내려놓는다.

Gaff 6step

가프 식스 스텝   *QR코드를 스캔하시면 동영상이 재생됩니다

고급 3/5

무릎에 걸린 다리를 놓치지 말라고!

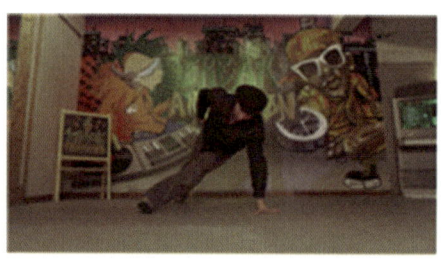

1. 식스 스텝 뒤 자세에서 왼발을 왼손과 일직선상이 되게 짚어준다.

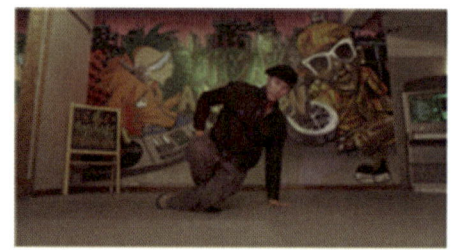

2. 오른발을 왼 다리 뒤에 걸어준다.

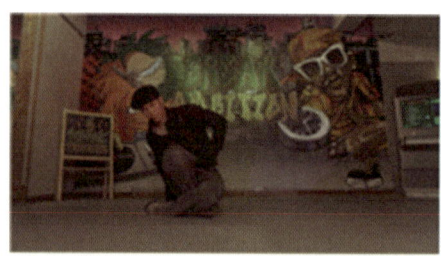

3. 왼손을 떼면서 오른손을 오른발 뒤쪽에 짚어준다.

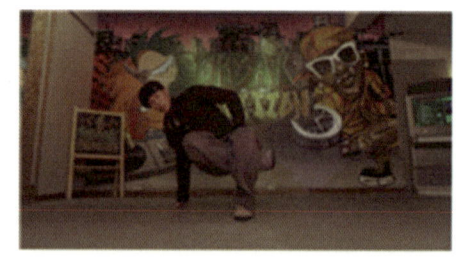

4. 다리를 고정한 상태로 오른발로 점프를 하면서 왼발을 오른발이 있던 위치에 짚어준다.

Gaff 6step

가프 식스 스텝

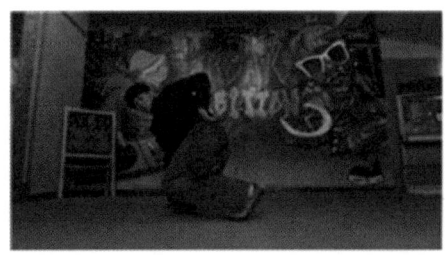

5. 오른 무릎을 그대로 내려 땅에 놓는다.

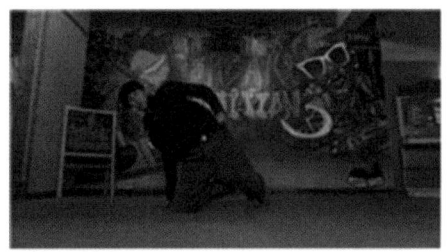

6. 왼쪽 무릎에 오른발을 끼운 상태로 왼발을 왼쪽 대각선 뒤로 짚어준다.

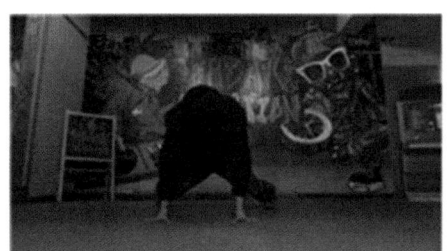

7. 오른 다리가 들어오고 왼손을 짚으면서 식스 스텝 뒤 자세를 만들어준다.

Head-elbow to elbow freeze

헤드-엘보우 투 엘보우 프리즈

*QR코드를 스캔하시면 동영상이 재생됩니다

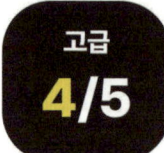

힘껏 들어 올려 멋있는 프리즈 보여줘!

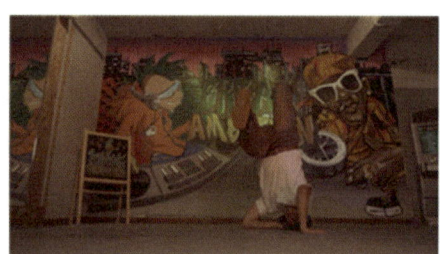

1. 헤드 엘보우 프리즈를 만들어 준다.

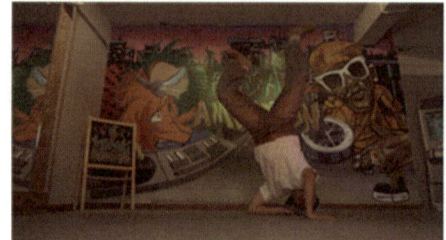

2. 양발을 하늘로 펼쳐주며 양팔로 바닥을 밀어준다. 이때 머리를 바닥에서 들어준다.

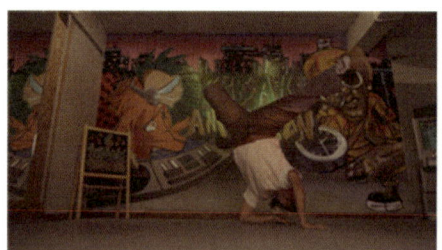

3. 오른손으로 바닥을 밀어 몸의 중심을 왼 팔꿈치로 이동시킨다. 이때 오른 다리를 몸의 오른쪽으로 90도 기울이며 왼 다리를 뒤로 접어 엘보우 나이키 프리즈를 만들어 준다.

Swipes to 1990

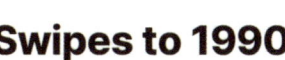

*QR코드를 스캔하시면 동영상이 재생됩니다

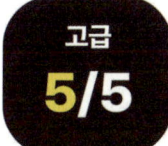

스와입스 물구나무 올릴 때 손을 빨리 짚는 것이 포인트!

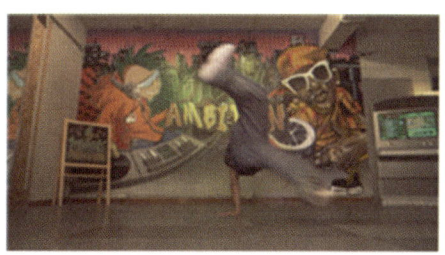

1. 스와입스를 한다. 마지막 바퀴에서 오른 다리를 하늘로 힘차게 올려준다.

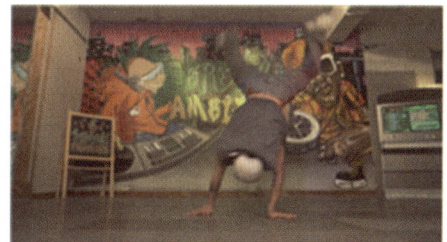

2. 두 손을 바닥에 내리고 두 다리를 올려 물구나무를 만든다. 이때 몸의 중심을 왼쪽으로 이동한다.

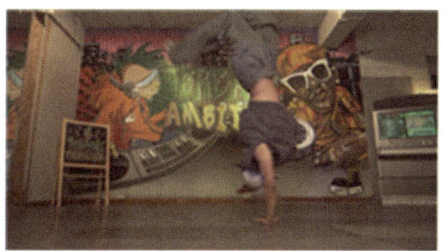

3. 그 후 오른손으로 바닥을 밀어주며 몸의 중심을 왼쪽 손으로 이동시켜 온 몸을 같은 타이밍에 오른쪽으로 틀어주며 1990을 한다.

LEVEL

82

> 배틀은 저에게 가장 중요한 무대예요.
> 댄서로서 실력과 개성을 드러낼 수 있는 순간이기 때문이에요.
> 배틀에서 좋은 결과를 내기 위해서는
> 평소의 연습과 자기 관리가 필수라는 걸 잘 알기에,
> 꾸준히 연습하며 경험을 쌓아가고 있어요.
> 예전에는 승패에 집착했지만, 이제 결과보다는
> 무대에서 제 춤을 멋지게 보여주는 데 집중하고 있어요.
> 그 덕분에 마음이 한결 가벼워졌고,
> 무대에서 더 자유롭게 춤출 수 있게 되었어요.
> 앞으로도 다양한 음악과 스타일을 연구하며,
> 더 좋은 모습으로 성장해 나가고 싶어요.
>
> -TAZAKI-

Air flare to 1990

에어 플레어 투 나인틴

*QR코드를 스캔하시면 동영상이 재생됩니다

고급 1/5

끝까지 다리를 위로 올려!

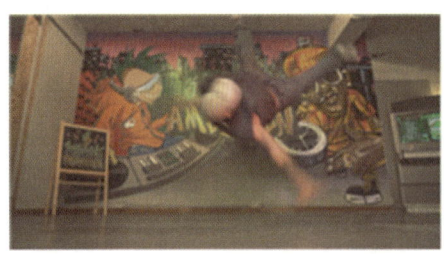

1. 에어 플레어를 한다. 마지막 바퀴에서 왼 다리를 하늘로 강하게 올려준다.

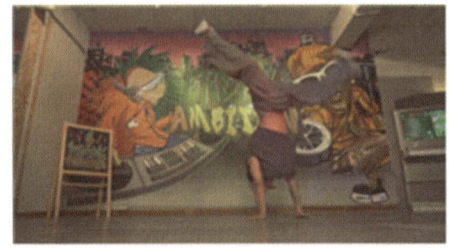

2. 오른 다리를 하늘로 강하게 올려주며 두 손을 바닥에 내려 물구나무를 만든다. 이때 다리를 130도 벌린다.

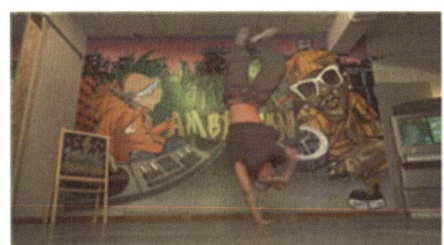

3. 오른손으로 바닥을 밀어주며 몸의 중심을 왼쪽으로 이동시켜 온몸을 같은 타이밍에 오른쪽으로 틀어주며 1990을 한다.

Air flare to 2000

에어 플레어 투 투틴

*QR코드를 스캔하시면 동영상이 재생됩니다

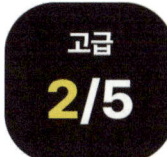

고급 2/5

두 손을 절대로 놓치지 마!

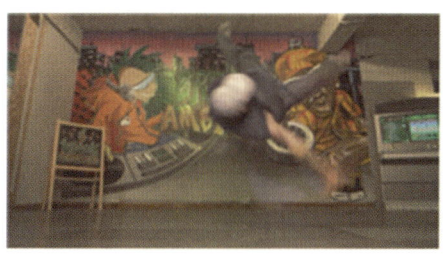

1. 에어 플레어를 한다. 마지막 바퀴에서 왼 다리를 하늘로 강하게 올려준다.

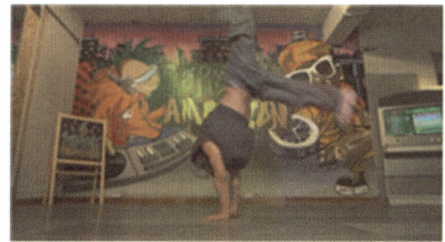

2. 오른 다리를 하늘로 강하게 올려주며 두 손을 바닥에 내려 물구나무를 만든다. 이때 다리를 130도 벌린다.

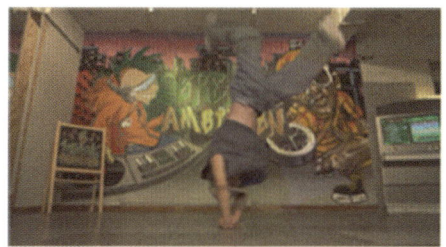

3. 오른손으로 바닥을 밀어주며 몸의 중심을 왼쪽으로 이동시킨다. 이때 두 손을 모아주며 온몸을 같은 타이밍에 오른쪽으로 틀어주며 2000을 한다.

Head to elbow freeze

헤드 투 엘보우 프리즈

*QR코드를 스캔하시면 동영상이 재생됩니다

엘보우로 땅을 밀어 버텨!

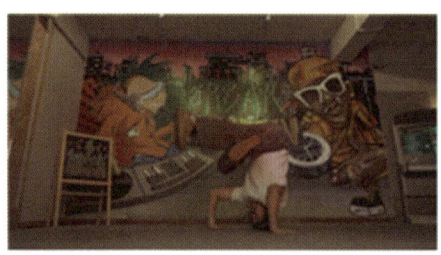

1. 헤드 건 프리즈를 잡아준다.

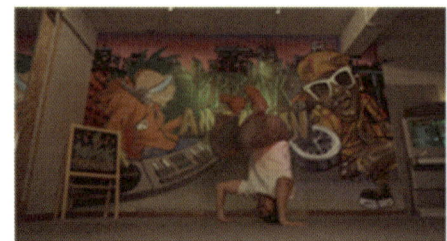

2. 양 발을 몸 쪽으로 모아준다.

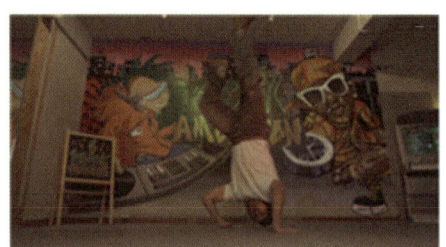

3. 양 발을 하늘 방향으로 펼쳐준다. 이때 양손을 이용해 바닥을 밀고 머리를 들어준다.

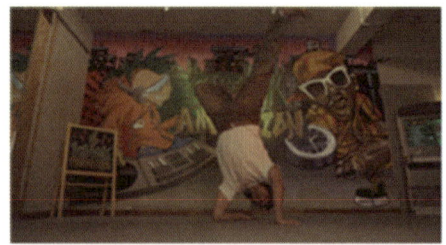

4. 오른손으로 몸을 지탱하고 왼손을 바닥에서 들어준 뒤 왼 팔꿈치를 바닥에 내려준다. 이때 왼 팔꿈치는 오른손과 같은 선상에 내려준다.

Head to elbow freeze

헤드 투 엘보우 프리즈

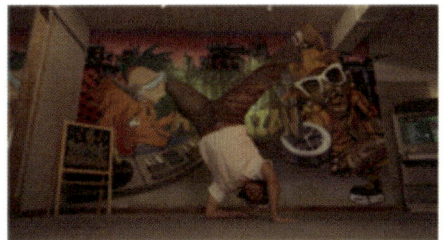

5. 오른손으로 바닥을 밀어 몸의 중심을 왼쪽으로 이동시킨다. 이때 오른 다리를 몸의 오른쪽 방향으로 최대한 기울이며 왼 다리를 뒤로 접어 엘보우 나이키 프리즈를 만들어 준다.

Pinball step

핀볼 스텝   *QR코드를 스캔하시면 동영상이 재생됩니다

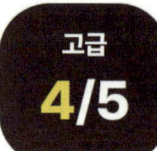

고급 **4/5**

팔을 타고 내려가는 게 포인트!

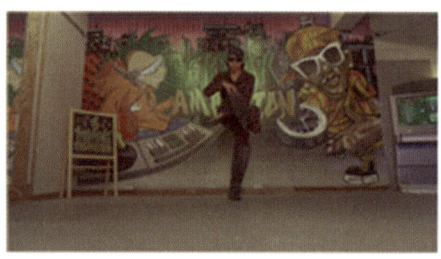

1. 오른발을 들고 왼손을 오른 무릎 아래로 넣는다. 이때 오른손으로 오른 무릎을 잡는다.

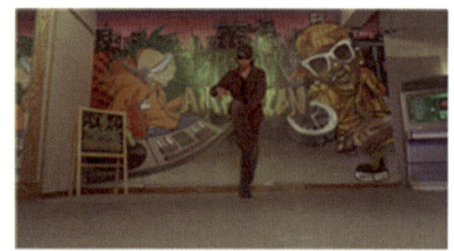

2. 왼팔 위에 오른손을 놓고 왼팔을 쓸면서 아래로 이동한다.

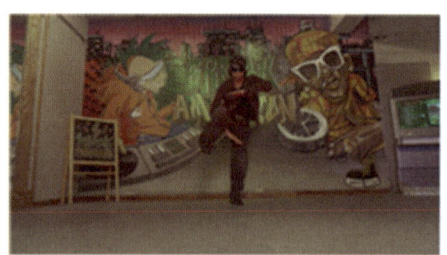

3. 다 내려갈 때 반대 손을 넣는다.

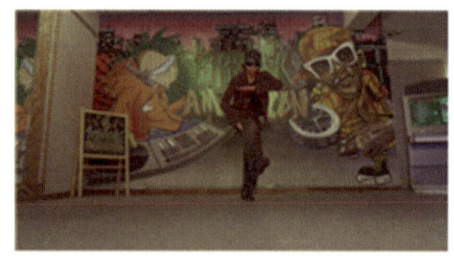

4. 점점 아래로 쓸면서 내려간다. 이때 반대 손은 멈춰있어야 한다.

Pinball step

핀볼 스텝

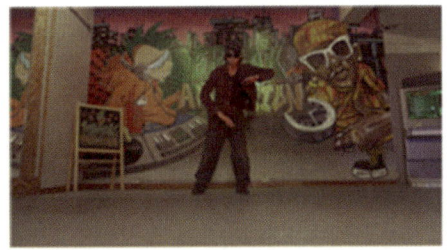

5. 오른 다리를 땅에 내려놓는다.

Wave 3step

웨이브 쓰리 스텝 *QR코드를 스캔하시면 동영상이 재생됩니다

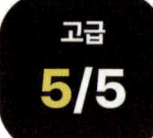

바닥 청소에 안성맞춤!

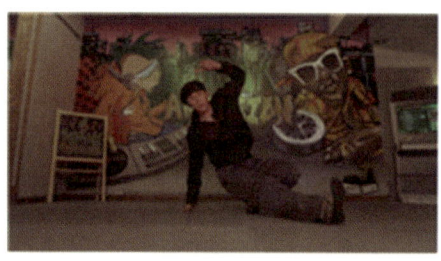

1. 식스 스텝 앞 자세에서 오른 다리를 오른쪽 대각선으로 펴면서 왼쪽 대각선으로 가져온다.

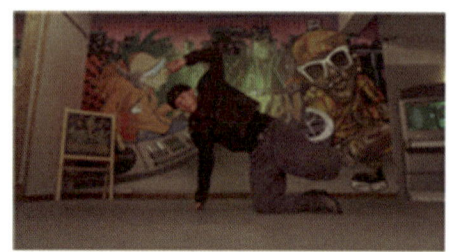

2. 오른 무릎과 발을 땅에 대고 왼발은 40도 높이로 들어준다.

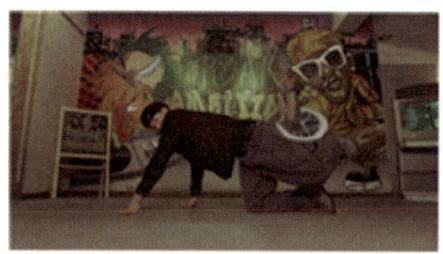

3. 왼손을 오른손보다 어깨너비 정도 앞으로 짚어준다.

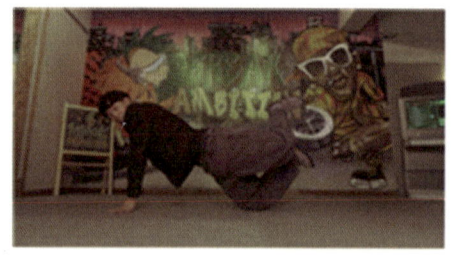

4. 오른 무릎은 땅에 닿아있는 상태로 오른발을 40도 높이로 들어준다.

Wave 3step

웨이브 쓰리 스텝

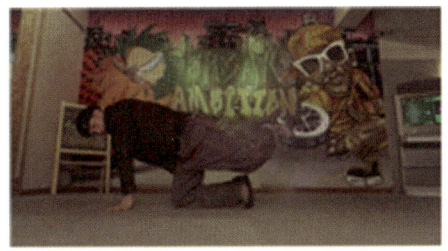

5. 무릎을 왼손 쪽으로 당겨주면서 무릎이 있던 위치에 오른발을 놓아준다.

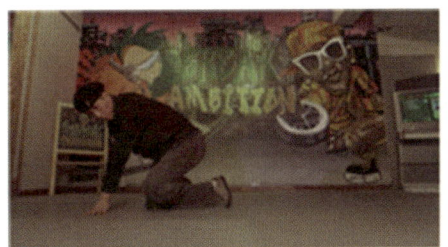

6. 왼발을 오른 무릎 뒤에 붙인다.

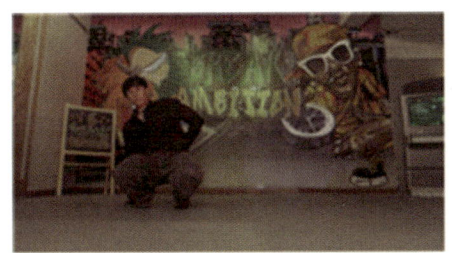

7. 왼손을 떼면서 오른발을 왼발 옆에 놓아 식스 스텝 앞 자세를 만들어준다.

L
E
V
E
L

83

> 2023 라인업 게스트쇼 할 때였어요.
> 춤 인생에서 가장 큰 행사에서 선보였던 게스트쇼였고
> 수많은 댄서들 앞에서 우리 팀의 색깔을 보여줄 수 있었던 소중한 무대였지요.
> 지금까지 우리 팀이 함께 만들어왔던 루틴과
> 연습했던 시간들이 응축된 퍼포먼스를 준비했어요.
> 그만큼 체력적으로 가장 힘든 퍼포먼스였지만,
> 그 과정을 극복하며 스스로 한 단계 성장할 수 있었던 시간이었어요.
> 이 경험은 저희 팀이 앞으로의 춤에 대해
> 더욱 나아가고 성장할 수 있는 발판이 되었어요.
>
> -SOAR-

Air flare to elbow air flare

에어 플레어 투 엘보우 에어 플레어

*QR코드를 스캔하시면 동영상이 재생됩니다

고급 1/5

휘몰아쳐 움직여 봐!

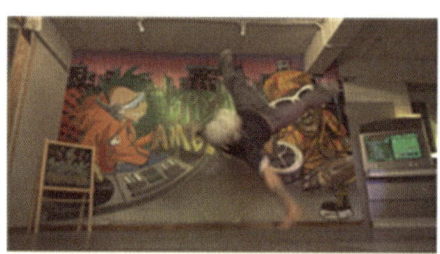

1. 에어 플레어를 한다. 그 후 몸의 중심을 왼쪽으로 이동한다.

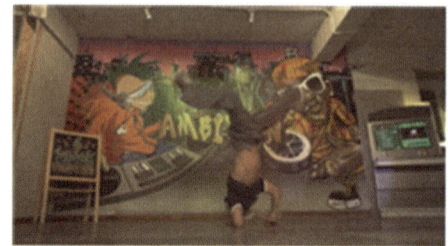

2. 두 손을 바닥에 내리며 물구나무를 만든다. 이때 다리를 130도 벌리고 왼손을 접어 바닥에 팔꿈치를 내려준다.

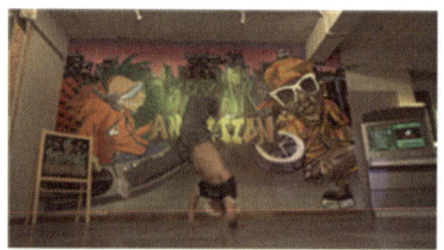

3. 오른 다리를 머리 위로 보내주며 엘보우 에어 플레어를 한다. 이때 몸의 중심을 계속 왼쪽으로 보내준다.

Air to elbow freeze

에어 투 엘보우 프리즈

*QR코드를 스캔하시면 동영상이 재생됩니다

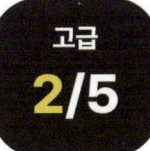

더 재미있게 하려면 프리즈의 다리 모양을 바꿔봐!

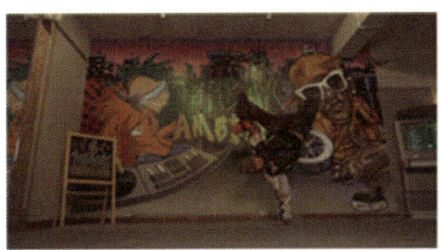

1. 에어 나이키 프리즈를 만들어준다.

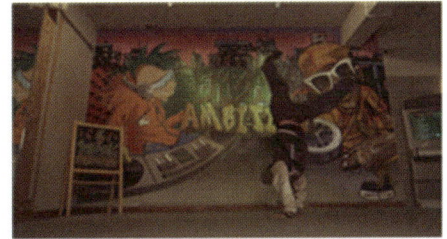

2. 왼 다리는 하늘로 펼쳐주며 오른 다리를 몸의 정면 45도 위쪽으로 펼쳐준다. 이때 몸의 중심을 왼쪽으로 이동시켜 왼손을 오른손과 동일선상의 바닥에 내려준다.

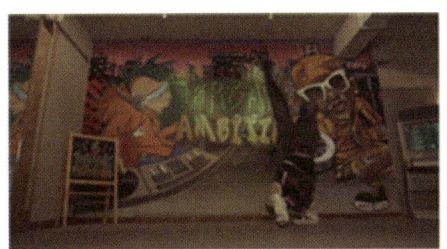

3. 오른 다리를 몸의 뒤쪽으로 접어주며 몸의 중심을 오른쪽으로 이동한다. 이때 몸을 왼쪽으로 20도 돌려주면서 오른팔을 접어 오른 팔꿈치를 바닥에 내려준다.

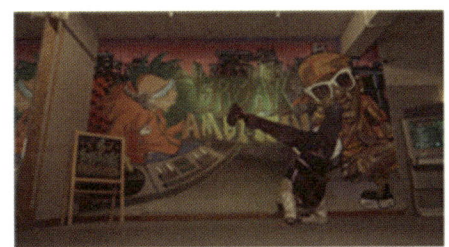

4. 왼 다리를 몸의 왼쪽 방향으로 펼치고 90도 기울여 엘보우 나이키 프리즈를 만들어준다.

Busy hook

비지 후크

*QR코드를 스캔하시면 동영상이 재생됩니다

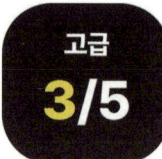

세상에서 제일 바쁜 후크!

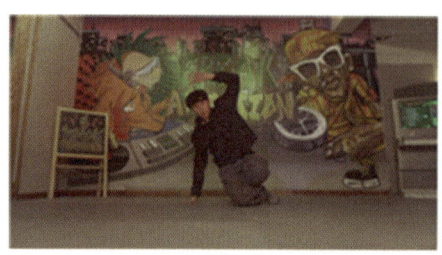

1. 식스 스텝 앞 자세에서 오른 다리로 왼발을 감아준다.

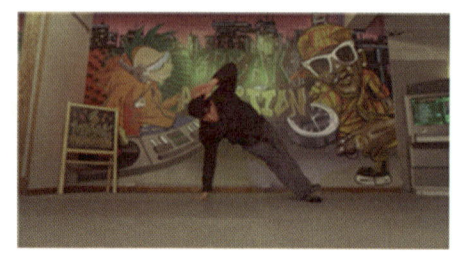

2. 오른쪽 무릎을 펴면서 왼발을 뒤로 짚어준다.

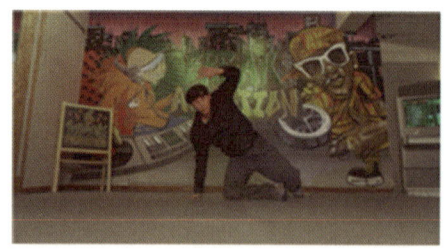

3. 오른쪽 무릎을 오른손 옆 바닥에 내려놓는다.

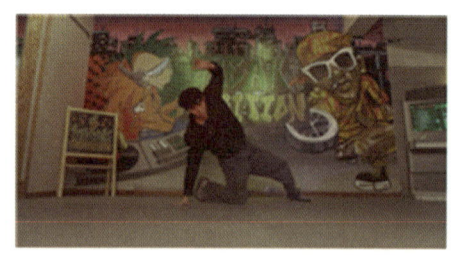

4. 오른 무릎을 중심으로 오른발을 반시계 방향 반바퀴 돌려준다.

Busy hook

비지 후크

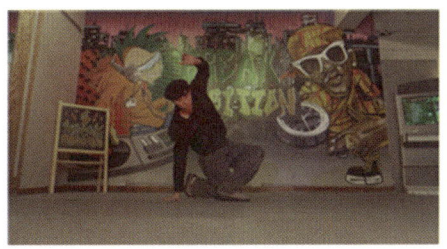

5. 왼 발목을 오른 무릎 앞에 걸어준다.

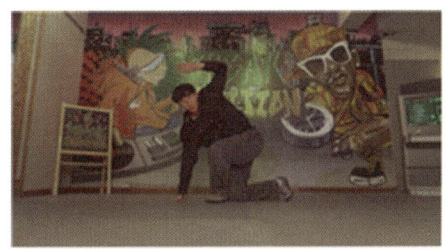

6. 오른 무릎을 중심으로 오른발을 시계 방향 반 바퀴 돌려준다.

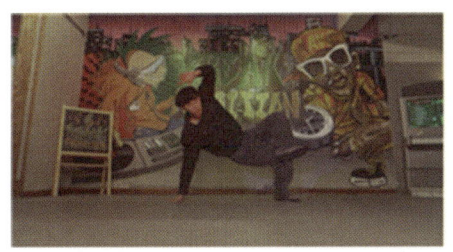

7. 오른 무릎을 들어 무릎이 왼쪽을 바라보게 만든다.

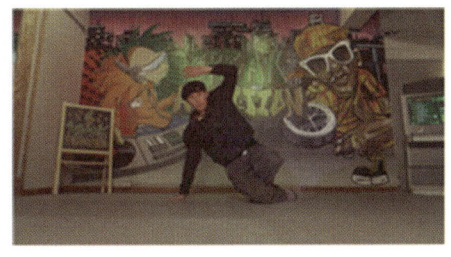

8. 왼발을 오른쪽 무릎 뒤에 걸어서 식스 스텝 5자세를 만들어준다.

Busy hook

비지 후크

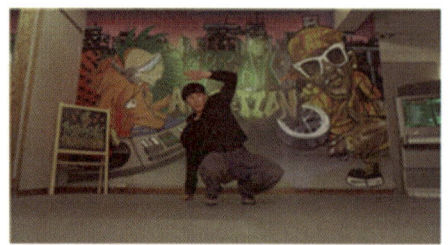

9. 오른발을 왼발 옆에 나란히 놓으며 식스 스텝 앞 자세를 만들어준다.

Crescent moon drop

크레센트 문 드랍

*QR코드를 스캔하시면 동영상이 재생됩니다

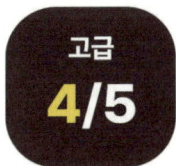

초승달에도 토끼가 살고 있을까?

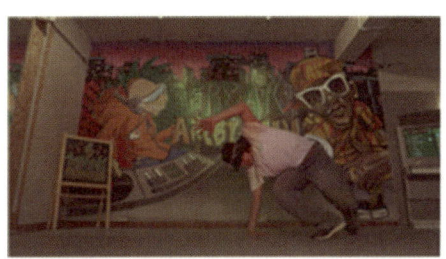

1. 무릎을 굽히면서 오른팔이 먼저 땅을 짚는다.

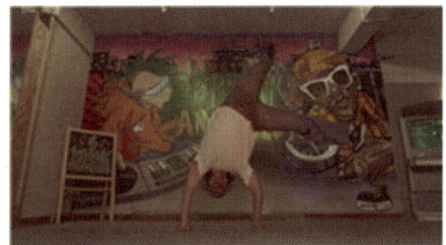

2. 두 다리를 가운데로 가져오면서 옆돌기를 한다.

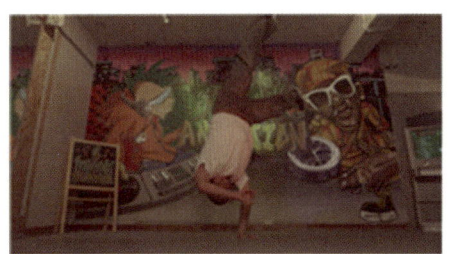

3. 왼손을 접으면서 땅에서 떼어낸다.

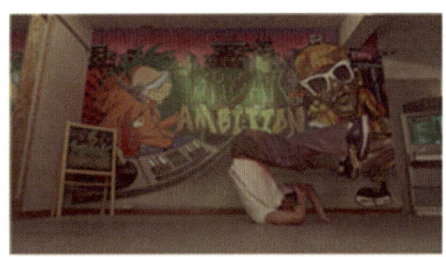

4. 골반을 상체 쪽으로 접으면서 왼쪽 숄더가 닿게 만든다.

Crescent moon drop

크레센트 문 드랍

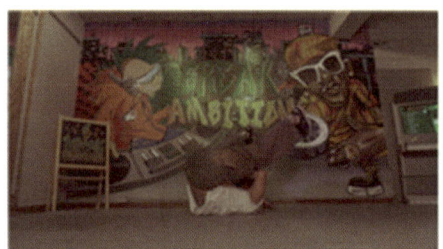

5. 앞구르기 하듯이 점점 등으로 내려온다.

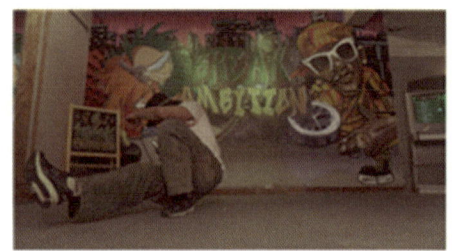

6. 반동을 이용하여 상체를 세우고 오른발을 펼친다.

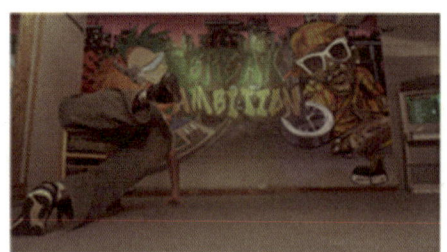

7. CC를 한다.

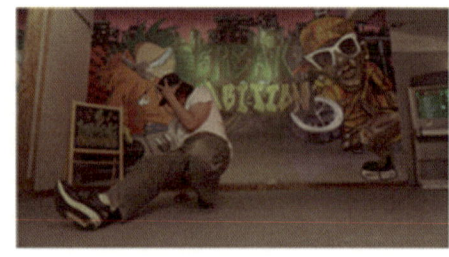

8. 오른 다리를 접는다.

Cricket to elbow air flare

클리켓 투 엘보우 에어 플레어   *QR코드를 스캔하시면 동영상이 재생됩니다

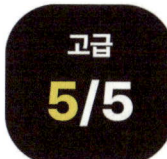

간절하게 연습하면 이루어진다!

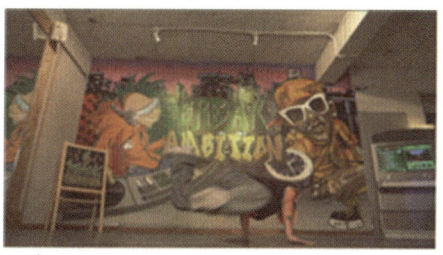

1. 클리켓을 한다. 마지막 바퀴에서 원심력의 방향을 위로 이동시킨다.

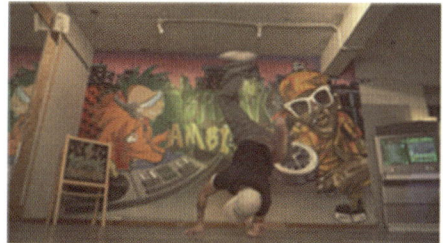

2. 두 다리를 공중으로 올리고 왼손 팔꿈치를 바닥에 내려준다. 이때 몸의 중심을 왼쪽으로 이동시킨다.

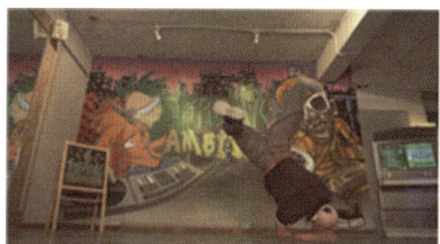

3. 그 후 오른 다리를 머리 위로 올려주며 엘보우 에어 플레어를 한다. 이때 몸의 중심을 계속 왼쪽으로 보내준다.

L
E
V
E
L

84

> 2024년도엔 해외 여행을 통해 다양한 경험을 쌓아왔어요.
> 이전에도 여러 나라를 여행했지만, 이번에는 특별한 경험을 했어요.
> 7월 5일부터 8월 31일까지 2개월 동안 일본에서 살아보았는데,
> 이 경험이 제 해외 여행 중 가장 뜻깊고 소중한 시간이었던 거 같아요.
> 일본에서 많은 대회에 참가하고, 다양한 댄서들을 만나
> 서로의 문화에 대해 이야기하며, 춤에 대해서도
> 깊이 있는 토론을 나누는 것이 정말 즐거웠어요.
> 이러한 소중한 만남과 경험들이 제게 큰 영감을 주었고,
> 잊지 못할 추억으로 남았어요.
>
> -KURO-

Air to hollow back freeze

에어 투 할로우 백 프리즈   *QR코드를 스캔하시면 동영상이 재생됩니다

고급 1/5

많이 접을 수 있을 만큼 접어봐!

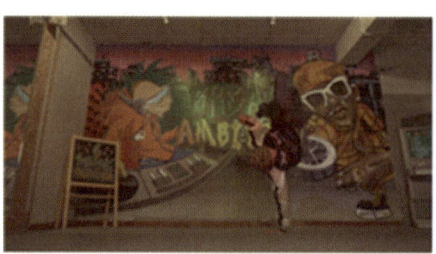

1. 에어 나이키 프리즈를 만들어 준다.

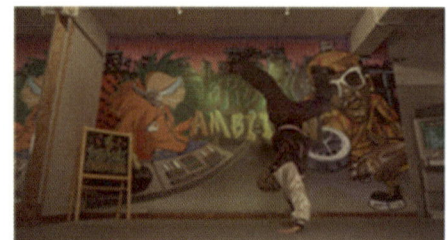

2. 왼 다리를 하늘로 펼쳐주고 오른 다리는 몸의 정면 45도 위로 펼쳐준다. 이때 몸의 중심을 왼쪽으로 이동하고 왼손을 바닥에 짚어준다.

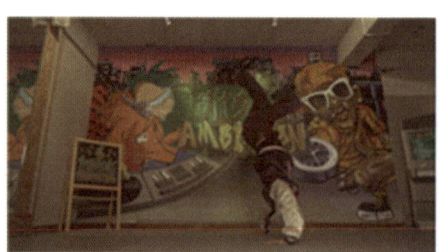

3. 오른 다리를 접어준 뒤 하늘로 펼쳐주며 왼 다리를 몸의 앞쪽으로 접어준다. 이때 시선을 바닥에서 몸의 정면으로 바라본다.

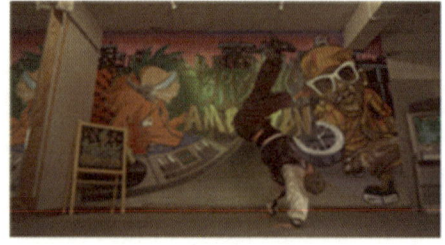

4. 시선을 하늘로 향하게 하며 왼발을 오른 무릎에 올려주고 오른 다리를 몸의 앞쪽 90도로 기울여 접어준다. 이때 하체의 중심을 뒤로 향하게 하여 할로우 백 프리즈를 만들어준다.

Bounce ball

바운스 볼   *QR코드를 스캔하시면 동영상이 재생됩니다

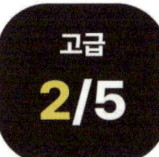

우리 다 같이 바운스 볼이 되어볼까?

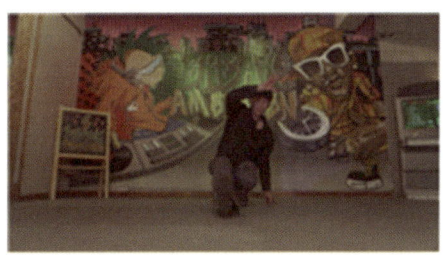

1. 식스 스텝 앞 자세에서 오른 다리를 앞으로 펴준다.

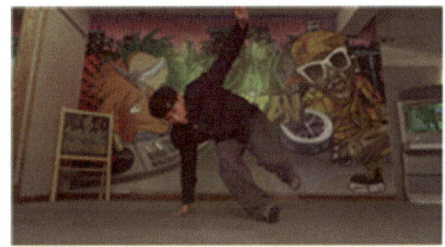

2. 왼손과 왼발을 밀어주면서 떼고 오른손과 오른발을 같은 선상에 짚어준다.

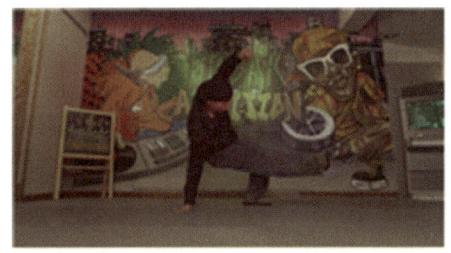

3. 오른 다리를 펴주는 반동으로 왼발을 뒤로 보내 짚어준다.

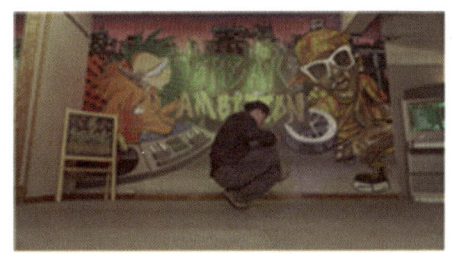

4. 오른손을 떼면서 왼쪽 무릎 위에 오른 다리를 걸어준다.

Bounce ball

바운스 볼

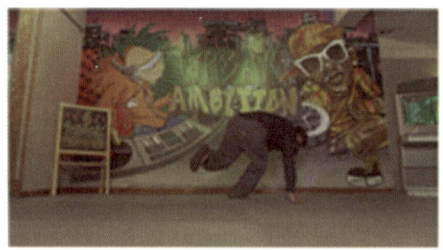

5. 왼 다리를 밀어주면서 떼고 오른손과 오른발을 같은 선상에 짚어준다.

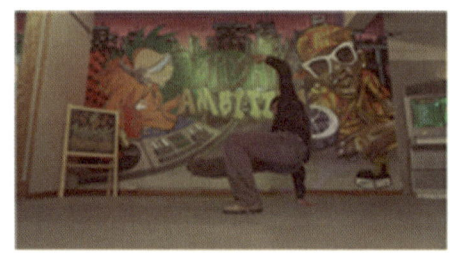

6. 오른 다리를 펴주는 반동으로 왼발을 뒤로 보내 짚어준다.

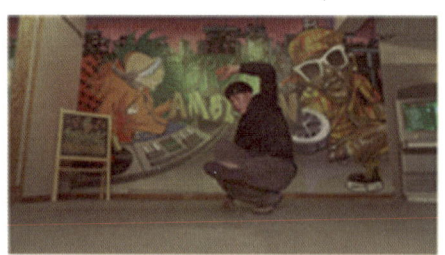

7. 오른손을 떼면서 왼쪽 무릎 위에 오른 다리를 걸어준다.

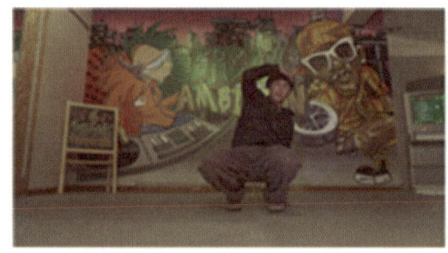

8. 오른발을 왼발 옆에 나란히 놓고 식스 스텝 앞 자세를 잡아준다.

Flare to elbow air flare

플레어 투 엘보우 에어 플레어

*QR코드를 스캔하시면 동영상이 재생됩니다

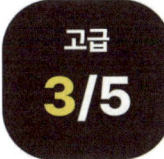

폭발력 있는 너의 파워 무브를 보여줘!

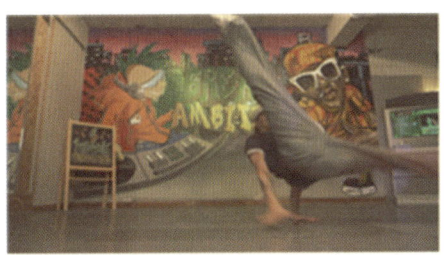

1. 플레어를 한다. 이때 왼 다리를 왼쪽 하늘로 힘껏 올려준다.

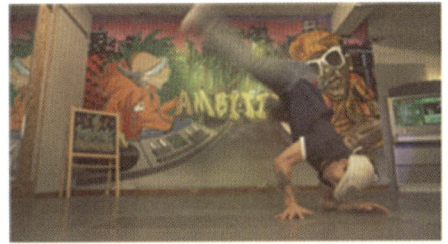

2. 오른 다리를 하늘로 올려주며 몸의 중심을 왼쪽으로 이동시키고 왼손 팔꿈치를 바닥에 내려 상체를 숙인다. 이때 다리는 130도 벌려져있다.

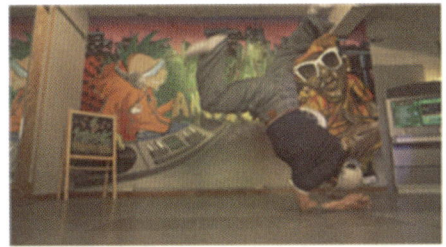

3. 오른 다리를 머리 위로 올려 엘보우 에어 플레어를 한다. 이때 몸의 중심을 왼쪽으로 계속 보내준다.

Reverse halo to air flare

리버스 헤일로우 투 에어 플레어 *QR코드를 스캔하시면 동영상이 재생됩니다

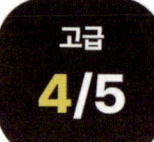

해본 사람과 안 해본 사람은 무조건 다르지!

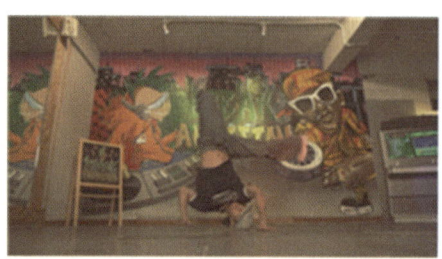

1. 리버스 헤일로우를 한다. 이후 원심력을 멈춰준다.

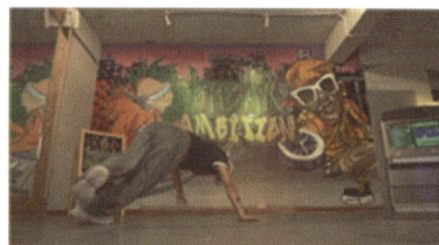

2. 양손으로 바닥을 밀어 몸을 들어주고 오른 다리를 땅에 내려놓는다.

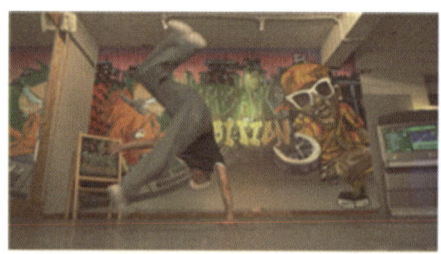

3. 왼 다리를 하늘로 올려주며 오른 다리로 점프를 한다. 이때 오른손으로 몸을 들어준다.

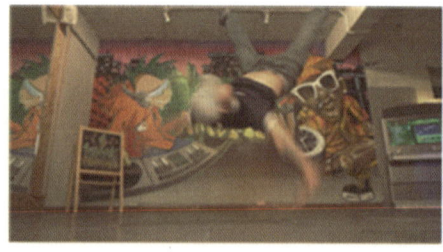

4. 왼손을 바닥에 내려주고 물구나무로 올라가 몸의 중심을 왼쪽으로 이동시켜 에어 플레어를 한다.

Revolving thead arm style

리볼빙 쓰레드 암 스타일 　　　　　　*QR코드를 스캔하시면 동영상이 재생됩니다

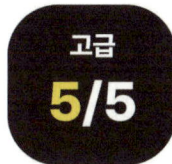

이걸 보면 회전문이 생각나!

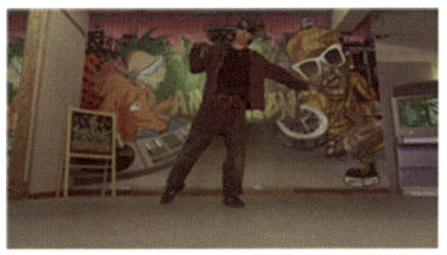

1. 오른쪽 어깨와 발을 끌면서 앞으로 전진한다.

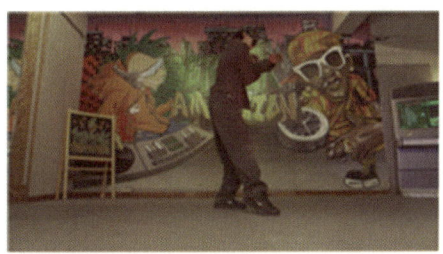

2. 왼손을 오른팔에 생긴 구멍에 넣으며 턴을 돈다.

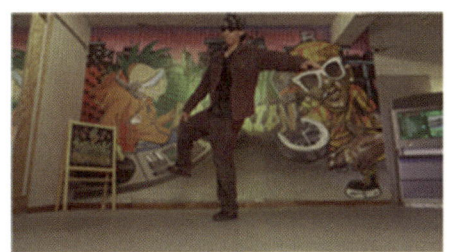

3. 오른손으로 오른 무릎을 잡고 왼손을 왼쪽 대각선으로 펼친다.

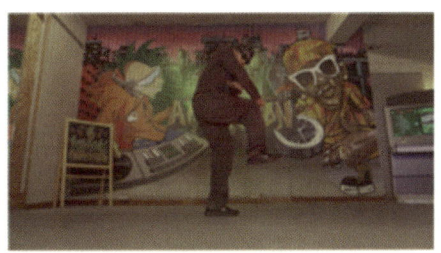

4. 오른손으로 오른 무릎을 가져오면서 턴을 돈다. 이때 왼손은 오른팔 밑으로 넣어주며 돌아준다.

Revolving thread arm style

리볼빙 쓰레드 암 스타일

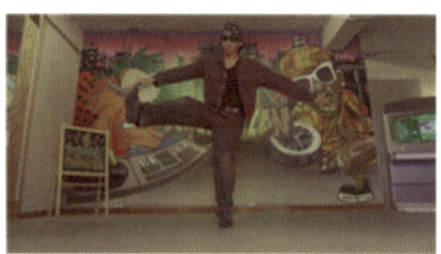

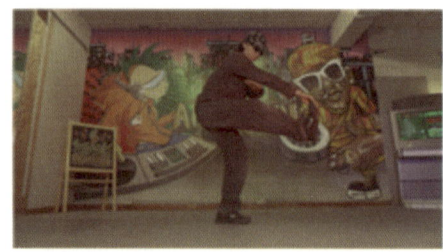

5. 오른손으로 오른 다리를 잡아 오른쪽으로 들어올린다.

6. 오른손으로 발을 잡은 채, 왼쪽으로 돌아준다. 이때 오른팔 밑으로 왼손을 넣어준다.

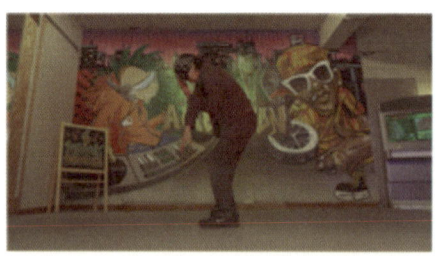

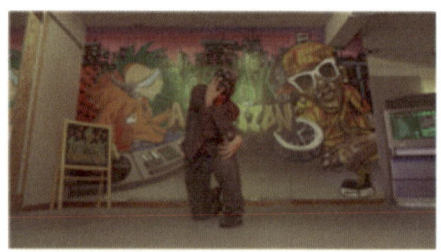

7. 한 바퀴 돌아주며 왼손으로 머리를 잡아주고 오른발을 내려놓는다.

8. 오른 무릎을 굽히면서 정면을 보며 앉는다. 이때 팔의 모양을 유지하며 오른손으로 왼 무릎을 잡고 포즈로 마무리한다.

LEVEL

85

> 옛날에는 상 받았을 때가
> 가장 기쁘다고 생각했었는데,
> 상 받은 건 조금만 시간이 지나도
> 잊히게 되더라고요.
> 아무래도 가장 기쁜 건,
> 기쁠 때나 슬플 때나
> 같이 웃고 울 수 있는
> 동료들이 있다는 게 아닐까 싶어요.
>
> -INHOOK-

Coin drop to elbow air flare

코인 드랍 투 엘보우 에어 플레어   *QR코드를 스캔하시면 동영상이 재생됩니다

고급 1/5

반동을 이용해서 엘보우 에어 플레어를 성공시키자!

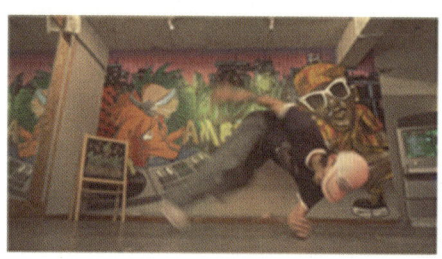

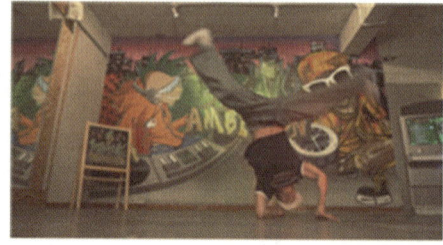

1. 코인 드랍을 한다. 이때 원심을 줄여 오른쪽으로 굴러주고. 양다리를 접어 반동을 만들 준비를 한다.

2. 두 다리를 공중으로 올려 상체를 오른쪽으로 틀어준다. 바로 왼손 팔꿈치를 바닥에 내려주며 오른손으로 바닥을 짚는다.

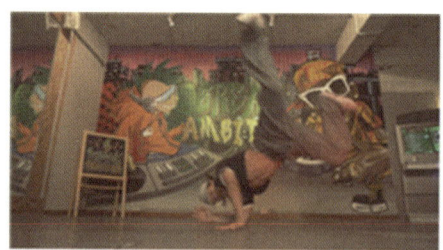

3. 오른 다리를 머리 위로 올려 엘보우 에어 플레어를 한다. 이때 몸의 중심을 왼쪽으로 계속 보내준다.

Head to air freeze

헤드 투 에어 프리즈　　　　　　　　　*QR코드를 스캔하시면 동영상이 재생됩니다

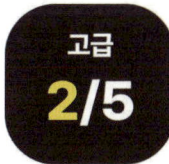

마지막 프리즈를 할 때 발을 잡으면 더 멋있어!

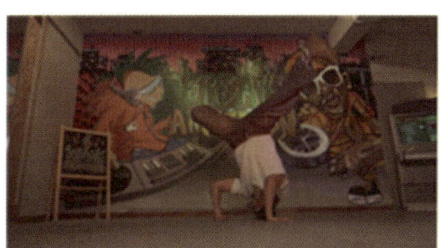

1. 헤드 나이키 프리즈를 만들어준다.

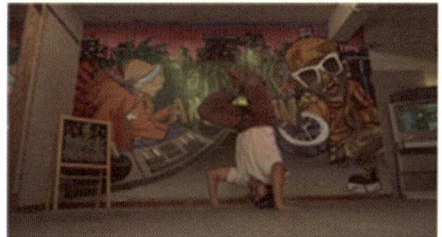

2. 양다리를 몸 쪽으로 모아준다.

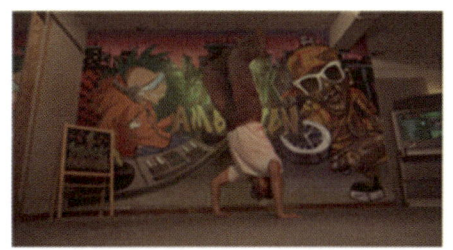

3. 양다리를 하늘로 펼쳐주며 양손으로 바닥을 밀어 몸을 들어준다.

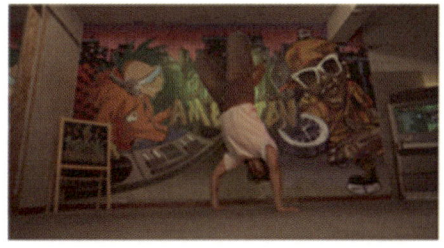

4. 양팔을 펴주며 양다리를 접어준다.

Head to air freeze

헤드 투 에어 프리즈

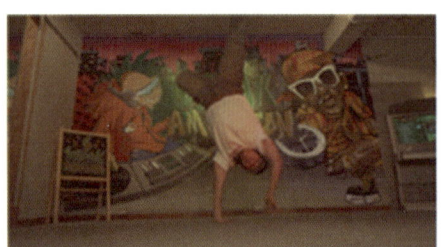 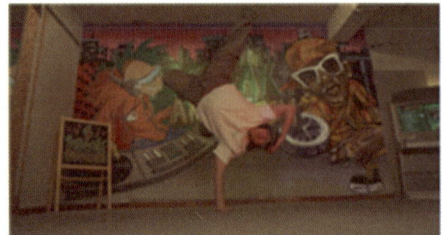

5. 양다리를 하늘로 펼쳐주며 양손으로 바닥을 밀어 점프한다. 이때 몸의 중심을 왼쪽으로 이동시켜 왼손만 바닥에 내려준다.

6. 왼 다리를 뒤로 접어주고 오른 다리를 몸의 오른쪽 방향으로 90도 기울이고 오른팔을 접어주며 에어 나이키 프리즈를 만들어준다.

Knee breaker

니 브레이커　　　　　　　　　　　　*QR코드를 스캔하시면 동영상이 재생됩니다

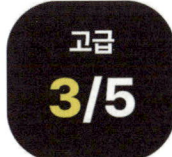

이 동작으로 무대 박살 내버리기!

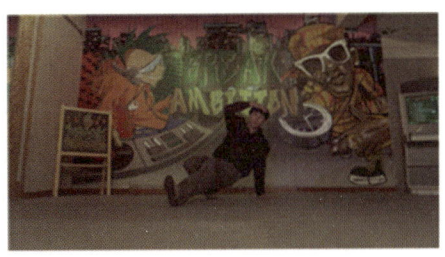

1. 식스 스텝 앞 자세에서 왼손을 짚고 왼 다리를 펴준다.

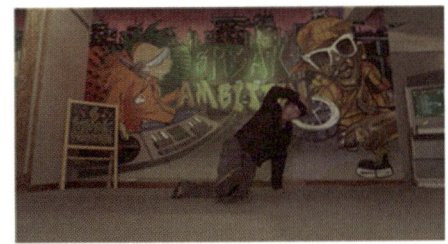

2. 왼 무릎을 땅에 대고 오른발을 펴서 20도 높이로 들어준다.

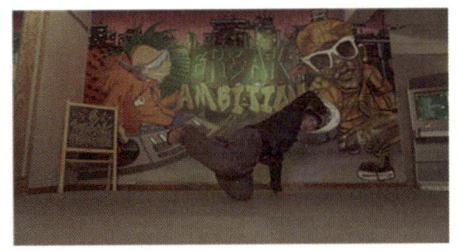

3. 왼 무릎만 땅에 대고 왼발을 들어주면서 그와 동시에 오른 무릎을 접어 왼 발목에 걸어준다.

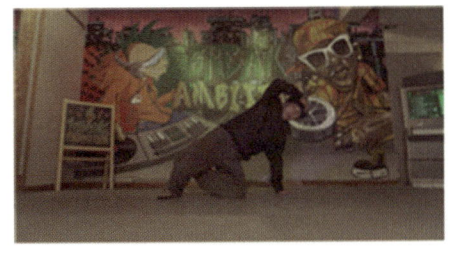

4. 오른발을 바닥에 내려놓는다.

Knee breaker

니 브레이커

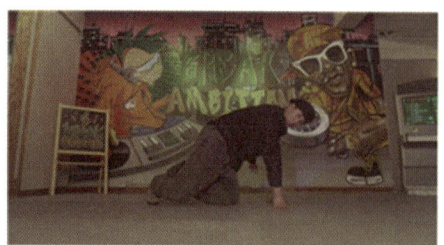

5. 왼손을 떼고 오른손을 짚어준다.

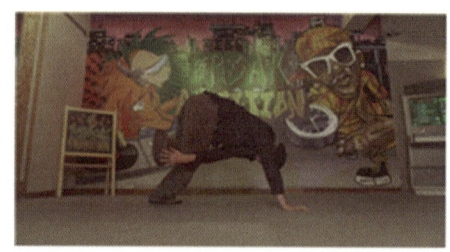

6. 오른 무릎을 들어 다리를 펴주고 왼손으로 왼발을 잡아준다.

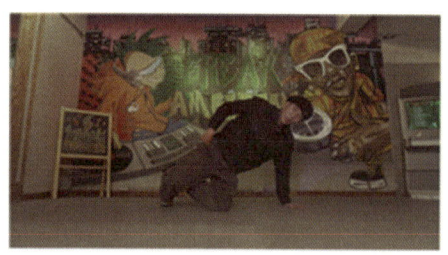

7. 왼발을 오른쪽 무릎 뒤에 걸면서 왼쪽 무릎을 다시 땅에 내려놓는다.

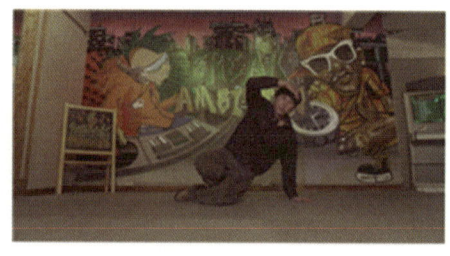

8. 왼발도 땅에 대고 왼쪽 무릎 뒤에 오른발을 걸어준다.

Knee breaker

니 브레이커

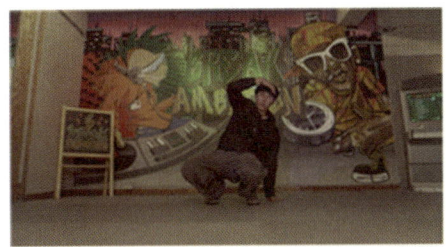

9. 왼발을 오른발 옆에 나란히 놓아주며 식스 스텝 앞 자세를 잡아준다.

Snake kick step

스네이크 킥 스텝   *QR코드를 스캔하시면 동영상이 재생됩니다

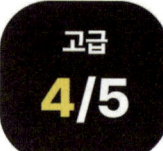

뱀이 사냥을 하듯이 움직이기!

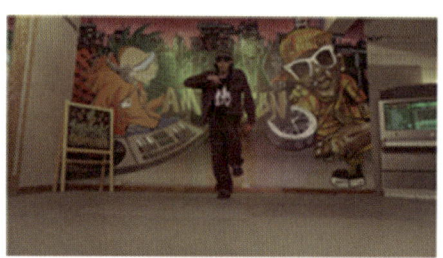

1. 킥앤킥을 해준다.

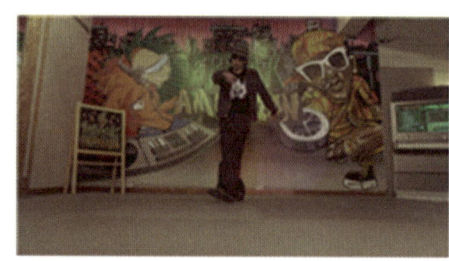

2. 왼 무릎을 펼치며 왼발 뒤꿈치를 오른쪽 대각선으로 바닥을 쓸면서 내려놓는다. 오른 다리가 살짝 뒤로 점프해서 착지하고 상체를 45도 뒤로 기울인다. 이때 왼손은 다리와 마찬가지로 펼쳐준다.

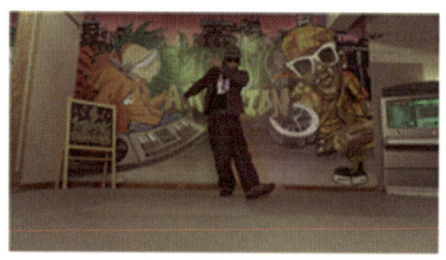

3. 왼발이 왼쪽 대각선으로 바닥을 쓸어준다.

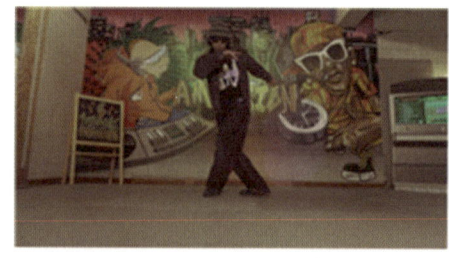

4. 왼발을 오른쪽으로 끌고 오른 다리가 따라오면서 다리 교차를 만든다. 이때 S자를 만든다고 생각하고 움직인다.

Swipes to air flare

스와입스 투 에어 플레어

*QR코드를 스캔하시면 동영상이 재생됩니다

다리로 프로펠러를 만들 듯이 돌려봐!

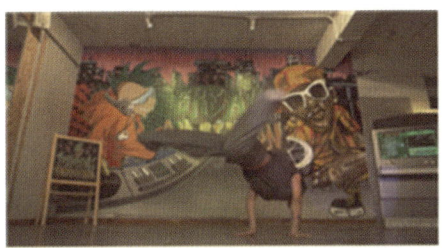

1. 스와입스를 한다. 이때 원심력을 강하게 만들어주며 오른 다리를 하늘로 힘껏 올려준다.

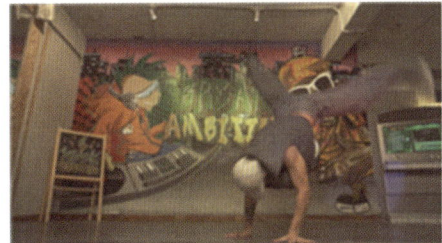

2. 양다리를 하늘로 올려주며 두 손으로 물구나무를 만들어준다. 이때 다리는 130도로 벌린다.

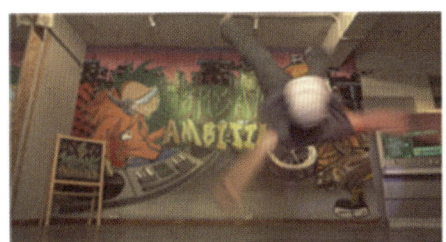

3. 몸의 중심을 왼쪽으로 이동하며 상체를 오른쪽으로 돌려준다. 이때 왼 다리를 공중으로 올리며 에어 플레어를 한다.

L
E
V
E
L

86

17살에 처음으로 윈드밀을 성공했던 기억은 정말 잊을 수 없는 순간이에요.
그때의 성취감에 들떠서 학교 친구들에게 자랑하고 싶어
윈드밀을 신나게 보여줬었죠.
그 때, 예상치 못한 사건이 벌어졌어요.
바지가랑이가 완전히 찢어지면서 친구들에게
팬티를 다 보여주게 되는 민망한 일이 있었죠.
다행히도 그 자리에 같은 남자인 친구들만 있어서 큰 위기는 면했지만,
그때의 부끄러움은 아직도 생생해요.
그래도 그 일이 친구들과 한바탕 웃으며 추억으로 남게 되어,
지금 돌이켜보면 귀엽고 웃긴 에피소드 같아요.

-COMET-

Elbow to air freeze

엘보우 투 에어 프리즈

*QR코드를 스캔하시면 동영상이 재생됩니다

고급 1/5

확실하게 옆구리를 접어봐!

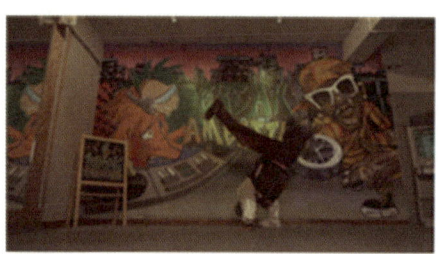

1. 엘보우 나이키 프리즈를 만들어 준다.

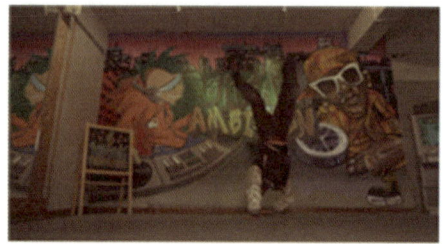

2. 양다리를 하늘로 펼쳐주며 양팔로 바닥을 밀어 몸을 들어준다.

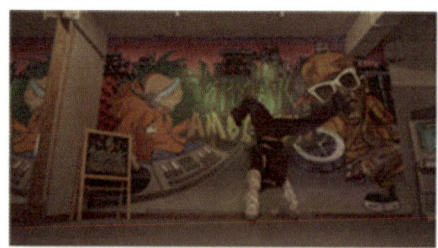

3. 몸의 중심을 왼손으로 이동시켜 오른팔을 들어준 뒤 왼손과 같은 선상 의 바닥에 내려준다. 이때 왼 다리는 뒤로 접고 오른 다리는 앞으로 펼쳐 준 다.

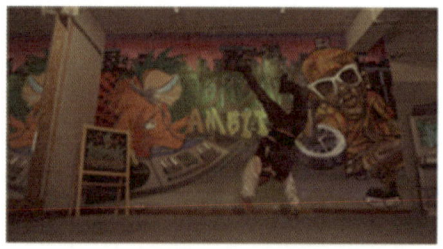

4. 오른 다리를 몸의 뒤쪽으로 접어 주고 왼 다리를 몸의 왼쪽 45도 방향 으로 펼쳐준다. 이때 왼손으로 바닥을 밀어 몸의 중심을 오른손으로 이동하 여 오른손만으로 몸을 지탱한다.

Elbow to air freeze

엘보우 투 에어 프리즈

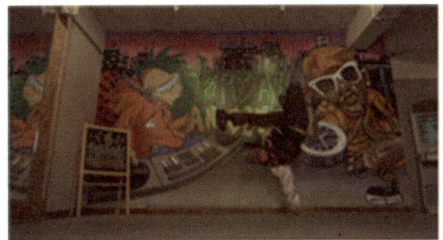

5. 몸의 중심을 오른손으로 완전히 이동하고 오른 다리는 몸의 뒤쪽으로 접어, 왼 다리를 몸의 왼쪽으로 최대한 기울여 에어 나이키 프리즈를 만들어 준다.

Flare to air flare

플레어 투 에어 플레어   *QR코드를 스캔하시면 동영상이 재생됩니다

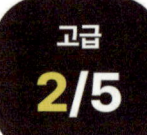

처음부터 올릴 각오로 시작해야 한다!

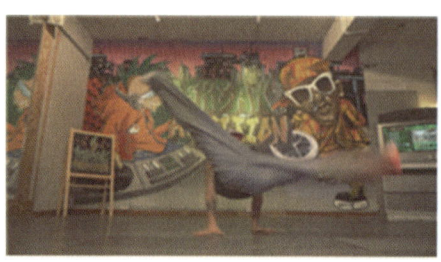

1. 플레어를 한다. 이때 왼 다리를 왼쪽 하늘로 높게 올려준다.

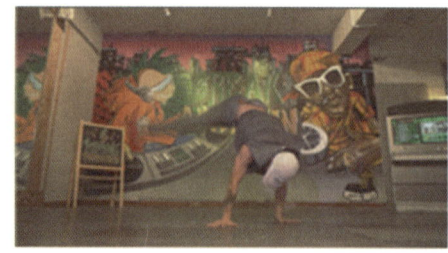

2. 플레어를 한 후에 상체를 숙여 다리를 공중으로 올려준다. 이때 다리는 130도로 만들어준다.

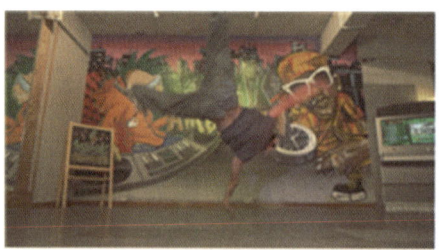

3. 물구나무를 만들어준 뒤 몸의 중심을 왼쪽으로 이동시켜 에어 플레어를 한다.

Hook inside weep

후크 인사이드 윕   *QR코드를 스캔하시면 동영상이 재생됩니다

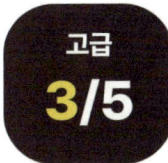

풋워크계 종합세트!

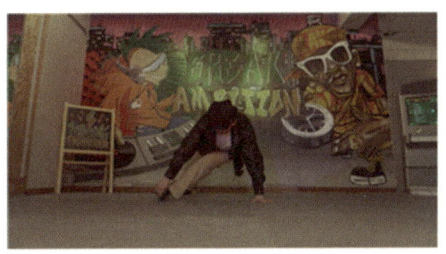

1. 식스 스텝 뒤 자세에서 오른손을 떼고 왼발을 왼손과 일직선상이 되게 짚고 오른손으로 오른발을 잡아 구멍을 만든다.

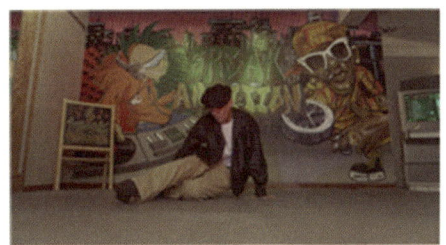

2. 구멍 사이로 오른 다리를 통과시킨다.

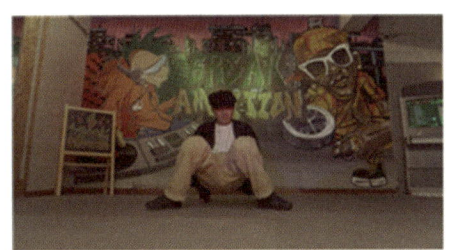

3. 오른손도 바닥에 놓고 왼발을 오른발과 대칭이 되도록 짚어준다.

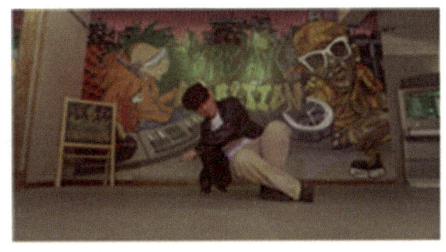

4. 왼손을 떼면서 오른 다리로 왼발을 감아준다.

Hook inside weep

후크 인사이드 윕

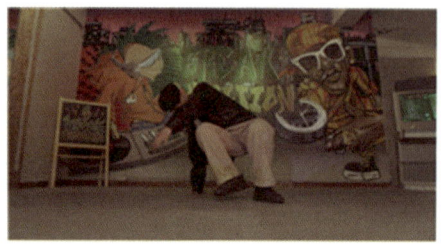

5. 오른 다리를 앞으로 한 번 차 준다.

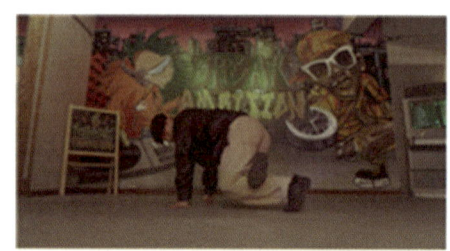

6. 오른발을 왼쪽 무릎 뒤에 붙이면서 오른 무릎을 땅에 놓는다.

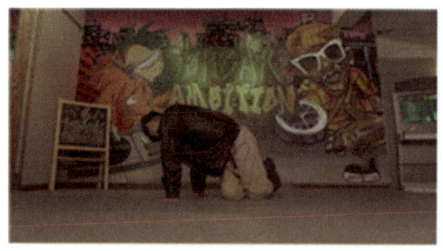

7. 오른발을 옆으로 한 발짝 이동시 킨다.

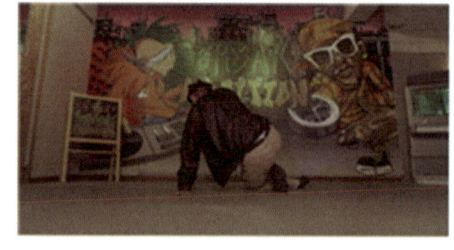

8. 오른손과 오른쪽 무릎을 떼주고 오른발을 짚으면서 식스 스텝 3번째 자세를 잡아준다.

Hook inside weep

후크 인사이드 윕

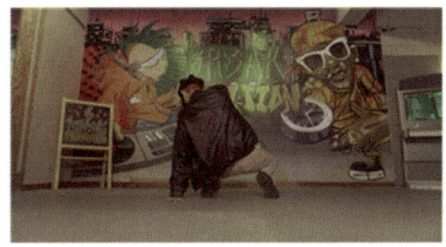

9. 왼발을 오른발 옆에 나란히 놓아주면서 식스 스텝 앞 자세를 만들어준다.

Jump scissors drop

점프 씨져스 드랍

*QR코드를 스캔하시면 동영상이 재생됩니다

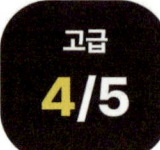

종아리를 타고 내려가는 게 포인트!

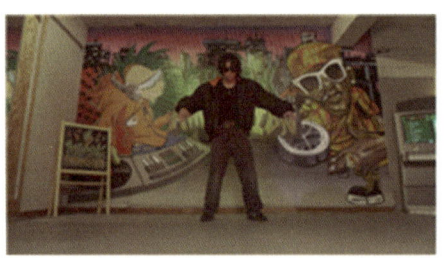

1. 두 다리를 어깨너비로 벌린다.

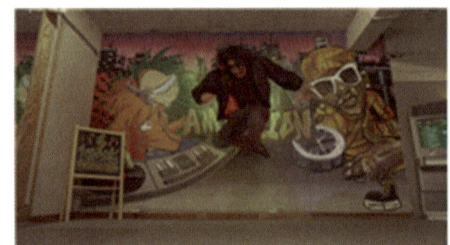

2. 상체를 숙이고 무릎을 굽히며 점프한다.

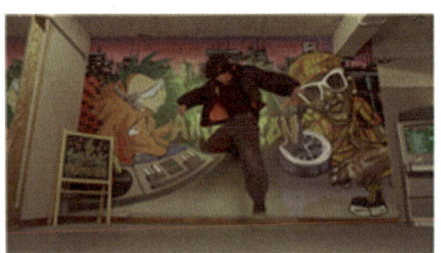

3. 점프하면서 왼 다리를 앞으로 차고 오른 다리를 접는다.

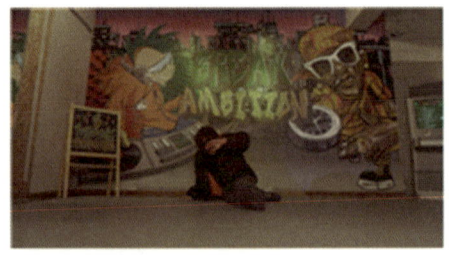

4. 오른 다리를 땅에 대고 오른쪽 팔꿈치로 땅을 짚는다.

Jump scissors drop

점프 씨져스 드랍

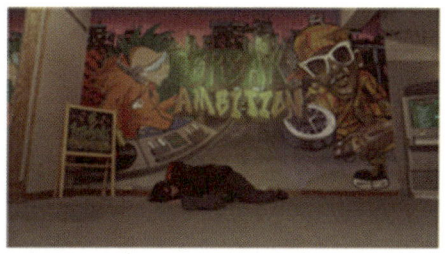

5. 오른 다리를 펴고 왼 다리를 접으면서 몸 전체를 눕는다.

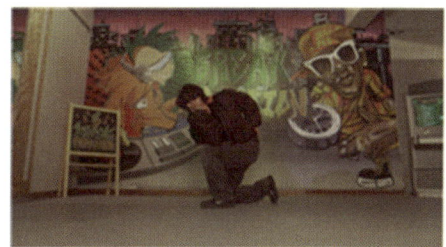

6. 몸을 일으킨 다음 무릎앉아 포즈를 잡는다.

Windmill to 1990

위드밀 투 나인틴

*QR코드를 스캔하시면 동영상이 재생됩니다

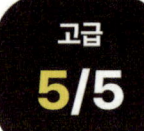

고급
5/5

옆으로 밀면서 드는 게 중요!

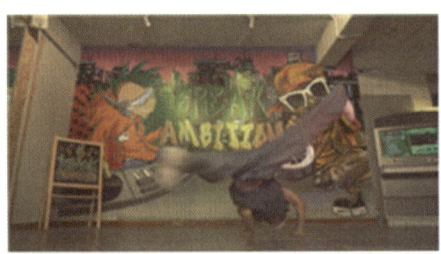

1. 윈드밀을 한다. 이때 양다리를 접고 원심력을 줄여주면서 양손으로 바닥을 밀어 오른쪽으로 굴러준다.

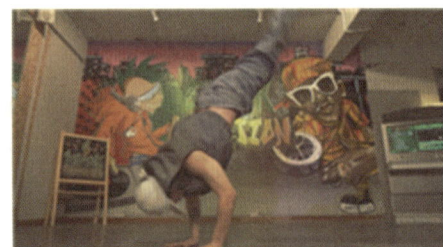

2. 두 다리를 공중으로 올려준다. 그 후 오른쪽으로 몸을 틀어 손으로 바닥을 짚고 머리를 들어준다.

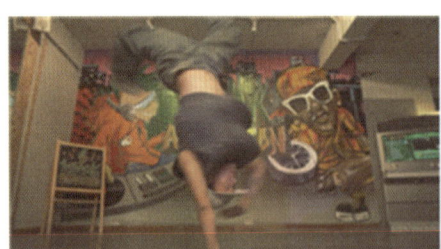

3. 그 후 물구나무를 한 다음에 몸의 중심을 왼쪽으로 이동시켜 1990을 한다. 이때 다리는 130도 벌려준다.

LEVEL

87

제가 24살 때 공익근무요원을 하기 위해 훈련소를 갔었어요.
그때는 다른 비보이 분들이 군 입대는 하지 않고 춤만 열심히 출 때였어요.
그래서 그런지 입대한 지 두 달 차에 너무 우울했었죠.
그 시기에 '코리아 비보이 카페'에서 진행된
'보고 싶은 비보이 배틀' 인기투표를 통해
비보이 본과 익스비션 배틀이 열리게 됐어요.
그렇게 주말에 급하게 대구에서 서울로 올라와서 배틀을 했었어요.
비가 많이 내리던 날이었는데,
그날 배틀은 제 인생에서 손에 꼽히는 기억에 남는 순간이에요.

-BEAST-

Back slide kick & back step

백 슬라이드 킥 & 백 스텝

*QR코드를 스캔하시면 동영상이 재생됩니다

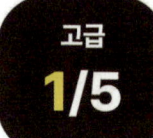

혹시 문워크를 알아?

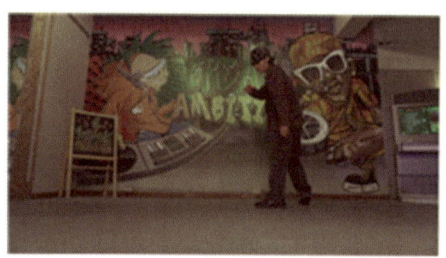

1. 킥앤백을 해준다.

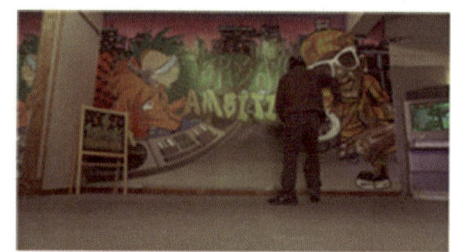

2. 상체를 왼쪽 대각선 뒤로 틀고 오른발 뒤꿈치를 들면서 상체 중심을 왼쪽 대각선 뒤로 이동한다.

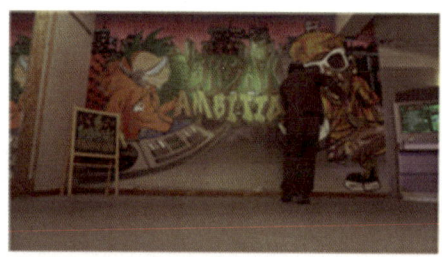

3. 왼발을 오른발 위치로 이동시켜준다. 이때 상체를 위로 세운다.

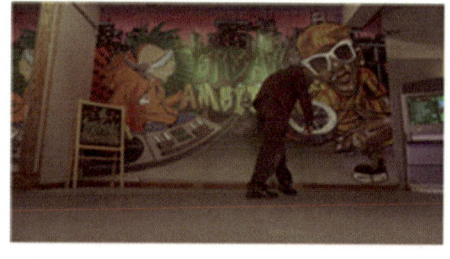

4. 오른발을 뒤로 쓸면서 오른쪽 대각선 앞으로 보내준다. 이때 상체는 아래로 기울인다.

Back slide kick & back step

백 슬라이드 킥 & 백 스텝

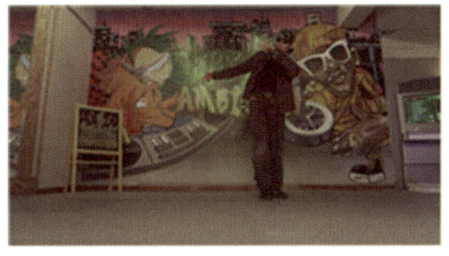

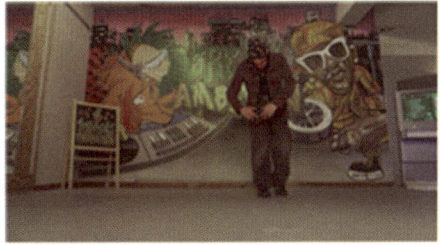

5. 왼발을 오른발 위치로 쓸면서 가져온다. 이때 상체 중심은 위를 향한다.

6. 상체를 오른쪽 대각선 앞으로 기울인다.

Bottle cap

보틀 캡

*QR코드를 스캔하시면 동영상이 재생됩니다

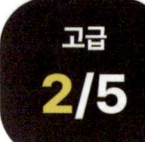

고급 2/5

병뚜껑이 되어 보자!

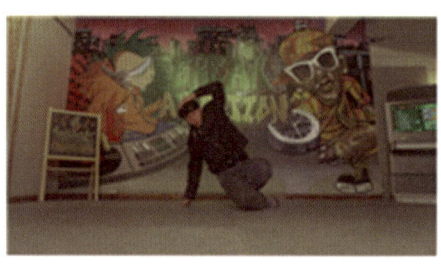

1. 식스 스텝 앞 자세에서 오른손을 짚으며 오른 다리로 왼발을 감아준다.

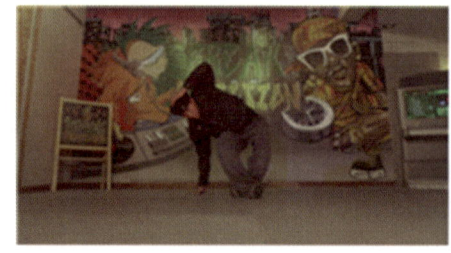

2. 오른발과 왼발의 발 날이 서로 맞닿은 뒤 오른팔 쪽으로 당겨준다.

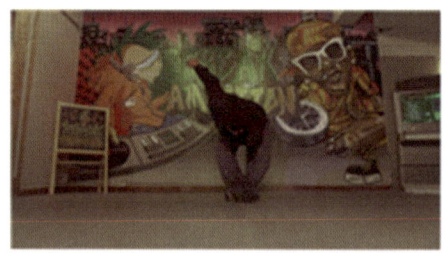

3. 오른발과 왼발 사이의 공간에 왼손을 넣어서 땅을 짚어준다.

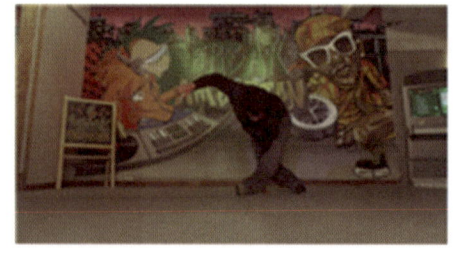

4. 오른발을 시계방향으로 돌려서 왼쪽 대각선 뒤쪽 바닥에 발 날을 짚어준다.

Bottle cap

보틀 캡

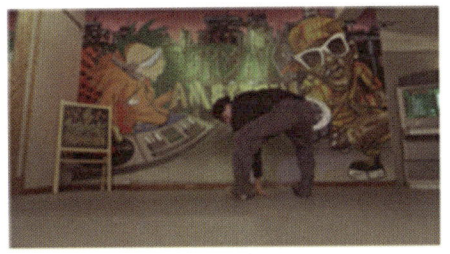

5. 몸을 오른쪽 뒤로 반 바퀴 틀어준다.

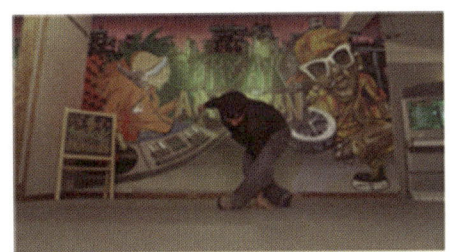

6. 다시 왼쪽으로 반 바퀴 돌아준다.

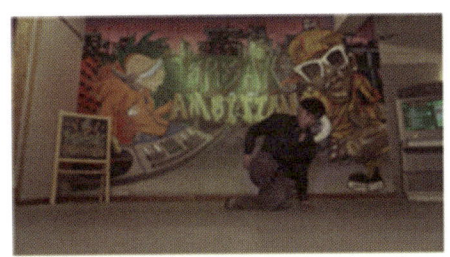

7. 왼 무릎을 오른쪽 발목에 감으면서 식스 스텝 3번째 자세를 만들어준다.

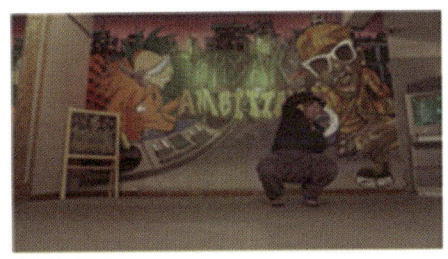

8. 왼발을 오른발 옆에 나란히 놓으며 식스 스텝 앞 자세를 만들어준다.

Elbow to hollow-back freeze

엘보우 투 할로우-백 프리즈

*QR코드를 스캔하시면 동영상이 재생됩니다

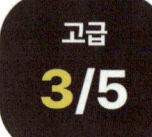

다리를 바꾸면서 반동을 만들어 보자!

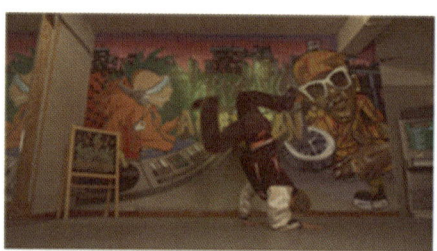

1. 엘보우 프리즈를 만들어준다.

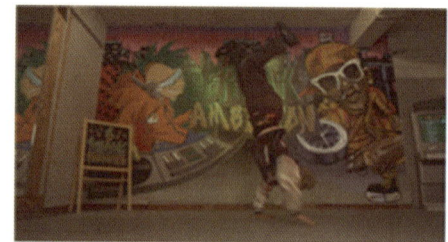

2. 양다리를 하늘로 펼쳐준다. 이때 양팔로 바닥을 밀어 몸을 들어준다.

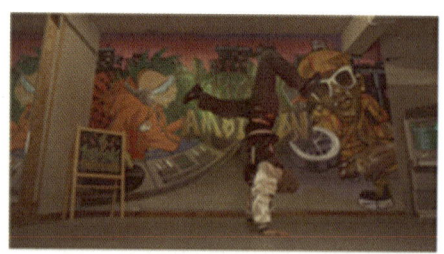

3. 몸의 중심을 왼쪽으로 이동시켜 오른팔을 들고 오른손을 왼손과 동일 선상에 내려준다. 이때 오른 다리는 몸의 뒤쪽으로 접어주고 왼 다리는 몸의 앞으로 펼쳐준다.

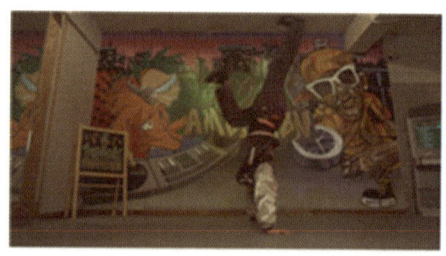

4. 오른 다리를 하늘 방향으로 펼쳐 주며 왼 다리를 접어준다. 이때 시선을 바닥에서 정면으로 이동한다.

Elbow to hollow-back freeze

엘보우 투 할로우-백 프리즈

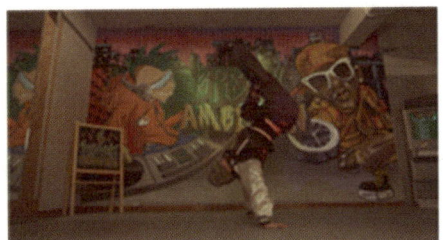

5. 시선은 하늘로 본 뒤 오른 다리를 몸의 앞쪽 방향으로 90도 기울이고 왼발을 오른 무릎에 올려준다. 이때 하체의 중심을 뒤로 이동시켜 할로우 백 프리즈를 만들어준다.

Flare to 1990

플레어 투 나인틴

고급 4/5

토마스 옆에서부터 손으로 땅을 힘차게 미는 게 포인트!

*QR코드를 스캔하시면 동영상이 재생됩니다

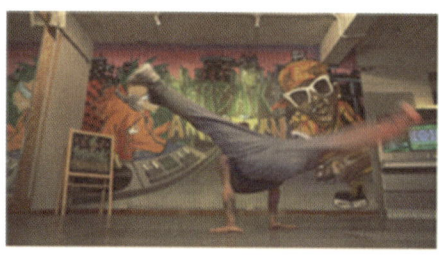

1. 플레어를 한다. 이때 왼 다리를 왼쪽 하늘로 힘껏 올려준다.

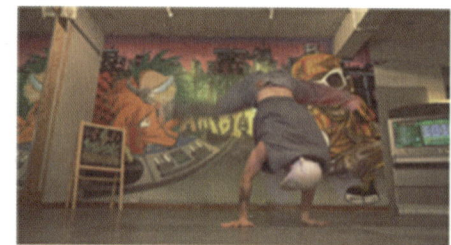

2. 상체를 숙여 다리를 공중으로 올려준다. 이때 다리는 130도로 만들어 준다.

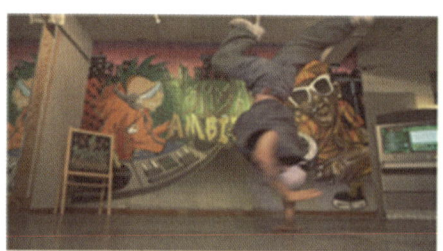

3. 물구나무를 만들어준 뒤 오른손으로 바닥을 밀어 몸의 중심을 왼쪽으로 이동시켜 다리를 모아 1990을 한다.

Flare to 2000

플레어 투 투틴

*QR코드를 스캔하시면 동영상이 재생됩니다

두 손으로 끝까지 올려!

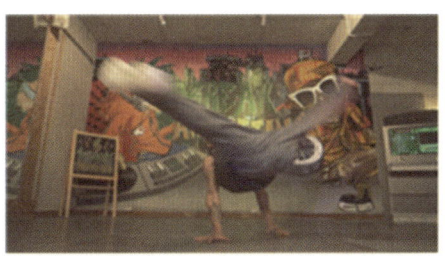

1. 플레어를 한다. 이때 왼 다리를 왼쪽 하늘로 힘껏 올려준다.

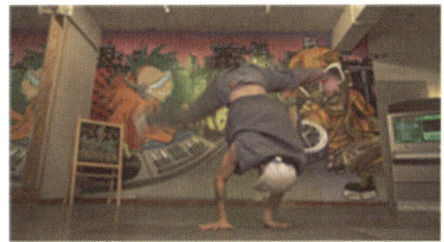

2. 상체를 숙여 다리를 공중으로 올려준다. 이때 다리는 130도로 만들어 준다.

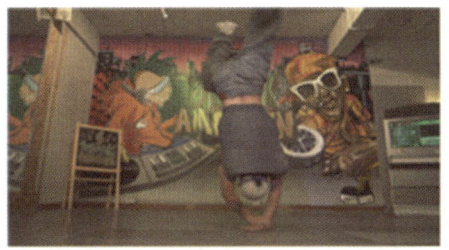

3. 물구나무를 만든 후 오른손으로 바닥을 밀어 몸의 중심을 왼쪽으로 이동시켜 두 손을 모아 2000을 한다.

L
E
V
E
L

88

> 배틀은 나 자신을 시험해 볼 수 있는 중요한 무대예요.
> 그곳에서의 싸움은 단순히 상대를 이기기 위한 것이 아니라,
> 스스로와의 싸움이기도 하죠. 배틀은 내 안의 잠재력을 확인하고,
> 나 자신을 더 깊이 이해하는 과정이에요.
> 때로는 명예를 얻고, 스스로에게도 인정받는 특별한 경험이 됩니다.
> 가장 기억에 남는 배틀은 2024년 일본에서 열렸던 'Local Fride Battle'이에요.
> 그때 제가 잘해준 덕분에 팀원들이 한 번 더 무대에서 춤을 출 기회를 얻었죠.
> 그 순간 멤버들의 환한 얼굴을 보는 게 아직도 잊히지 않아요.
> 그 배틀은 단순한 승부를 넘어서,
> 팀워크와 신뢰를 느낄 수 있었던 특별한 시간이었죠.
>
> -JERK-

Head-elbow to air freeze

헤드-엘보우 투 에어 프리즈

*QR코드를 스캔하시면 동영상이 재생됩니다

고급 1/5

헤드에서 올리는 것보다 더 어려울걸~

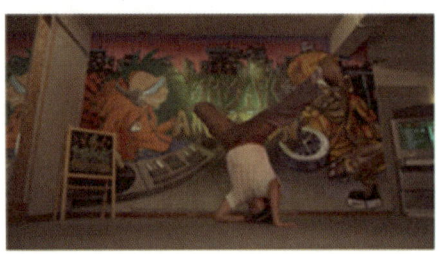

1. 엘보우 헤드 나이키 프리즈를 만든다.

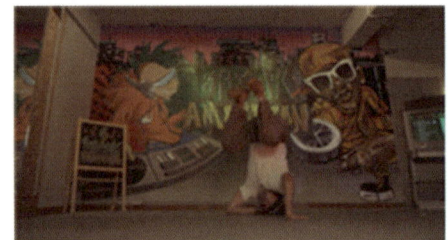

2. 양다리를 몸 쪽으로 모아준다.

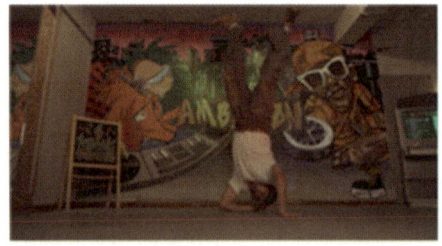

3. 두 다리를 하늘 방향으로 펼쳐준다. 이때 머리를 먼저 들고 양팔로 바닥을 밀어 몸을 들어준다.

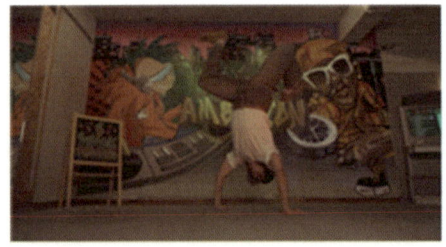

4. 오른손으로 몸을 지탱하여 왼팔을 들어준 뒤 왼손을 오른손과 같은 선상의 바닥에 내려준다. 이때 오른 다리는 몸의 뒤쪽으로 접어주고 왼 다리는 몸의 앞 방향으로 접어준다.

Head-elbow to air freeze

헤드-엘보우 투 에어 프리즈

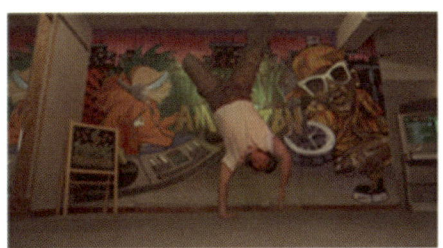 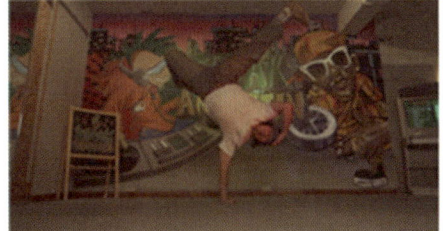

5. 양다리를 하늘로 펼치고 몸의 중심을 왼쪽으로 이동시켜 왼손을 바닥에 내려준다. 이때 왼 다리는 몸의 뒤쪽으로 접어주고 오른 다리는 위쪽 45도 방향으로 펼쳐준다.

6. 오른 다리를 몸의 오른쪽으로 최대한 기울이고 오른팔을 접어주며 에어 나이키 프리즈를 만들어준다.

Icy road

아이스 로드

*QR코드를 스캔하시면 동영상이 재생됩니다

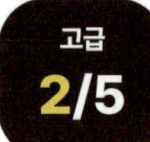

빙판길에서 넘어져 본 적 있어?

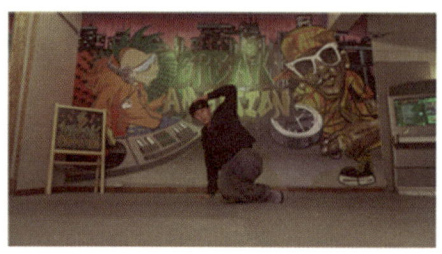

1. 식스 스텝 앞 자세에서 오른손을 짚고 오른 다리를 왼발에 감아준다.

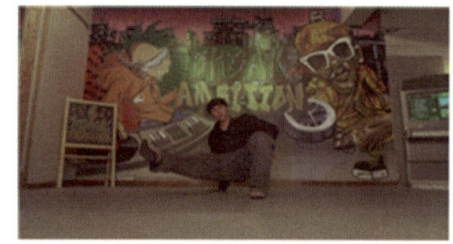

2. 오른 다리를 오른쪽 방향으로 30도 높이로 들어준다.

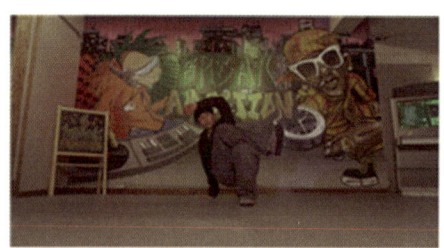

3. 오른 다리를 90도 높이로 들고 오른 다리를 왼 무릎 위에 걸어준다.

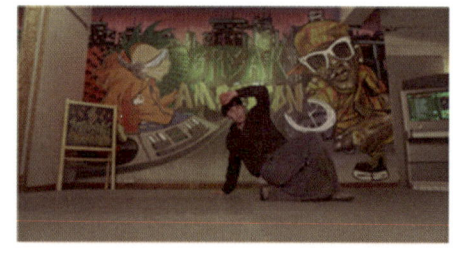

4. 다리를 걸어준 상태로 오른발을 왼쪽 땅에 내려놓는다.

Icy road

아이스 로드

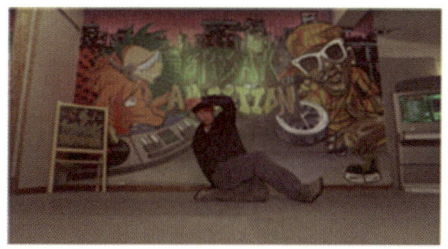

5. 왼쪽 다리 종아리를 바닥에 내려놓으면서 오른쪽으로 밀어준다.

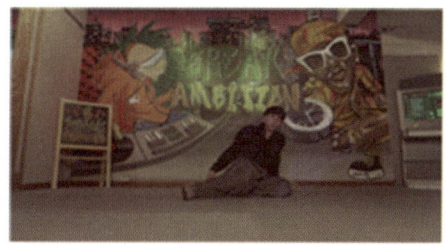

6. 오른손을 떼고 왼손을 짚으면서 오른 다리 오금을 왼발목에 걸어준다.

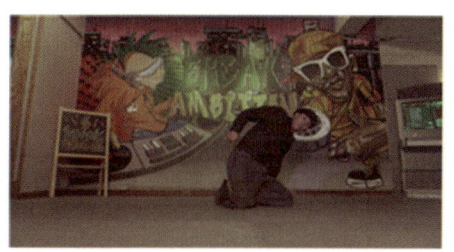

7. 오른 무릎을 중심으로 왼발을 오른쪽 방향으로 돌려준다.

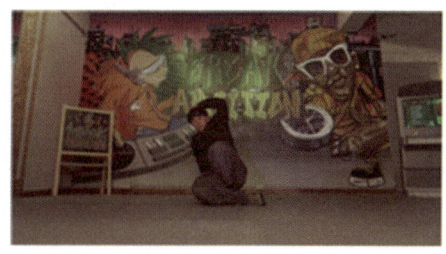

8. 왼쪽 무릎이 앞을 바라보면 왼손을 떼고 오른손을 짚어준다.

Icy road

아이스 로드

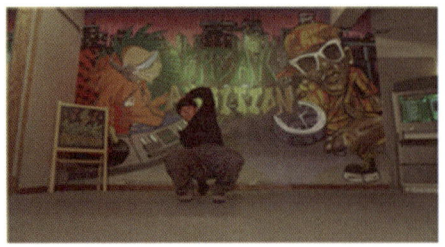

9. 오른발을 왼발 옆에 나란히 짚어주면서 식스 스텝 앞 자세를 만들어준다.

Pull leg move step

풀 레그 무브 스텝

*QR코드를 스캔하시면 동영상이 재생됩니다

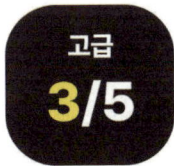

잡고 끌리는 것이 포인트!

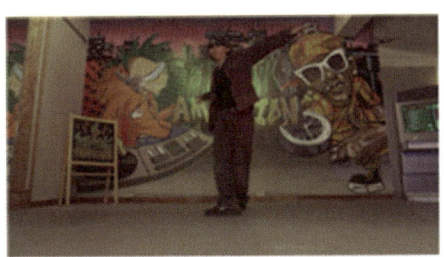

1. 인디언 스텝을 한다.

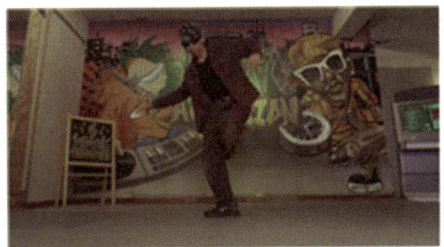

2. 왼발을 오른 무릎 뒤로 올려서 걸어준다.

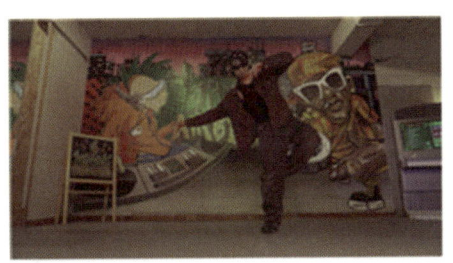

3. 왼 무릎을 왼쪽으로 틀면서 왼쪽으로 점프해 이동한다.

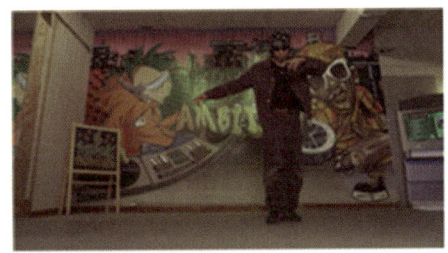

4. 왼발을 오른발 앞에 내려놓는다.

Pull leg move step

풀 레그 무브 스텝

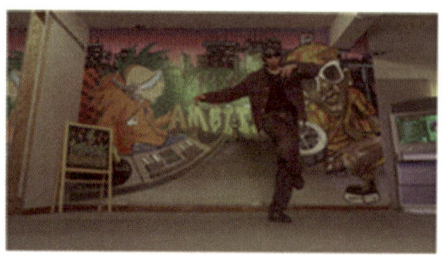

5. 오른쪽 다리를 접어서 들고 왼 무릎 위에 올린다.

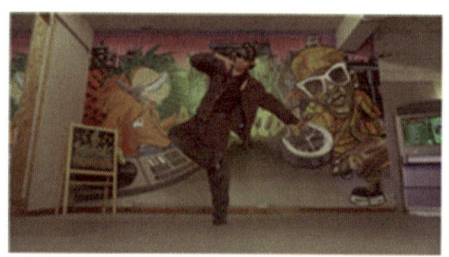

6. 오른 무릎을 오른쪽으로 틀면서 점프로 이동한다.

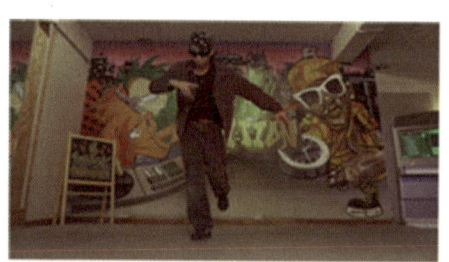

7. 앞으로 나가면서 오른 다리를 펴주면서 땅을 밟는다.

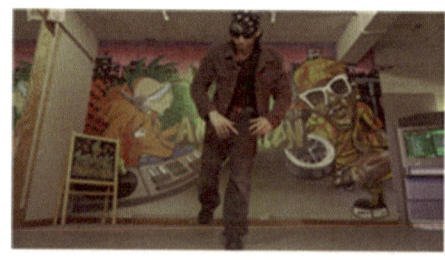

8. 왼 다리를 펴고 앞으로 나간다.

Windmill to 2000

윈드밀 투 투틴

*QR코드를 스캔하시면 동영상이 재생됩니다

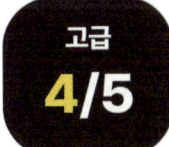

고급
4/5

힘차게 옆으로 틀어 두 손으로 받치는 것이 중요하다!

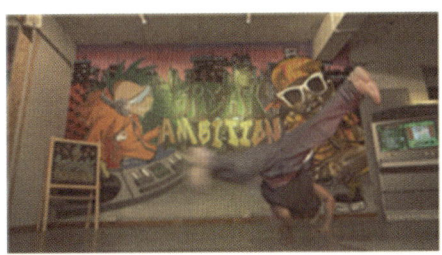

1. 윈드밀을 한다. 이때 양다리를 접고 원심력을 줄여주면서 양손으로 바닥을 밀어 오른쪽으로 굴러준다.

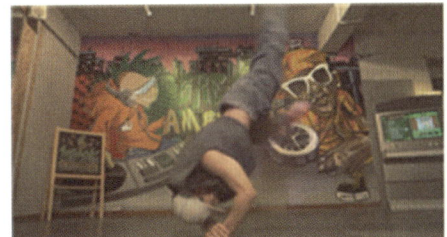

2. 두 다리를 공중으로 올려준다. 그 후 오른쪽으로 몸을 틀어 오른손으로 왼쪽 손등을 잡아주며 바닥을 짚고 머리를 들어준다.

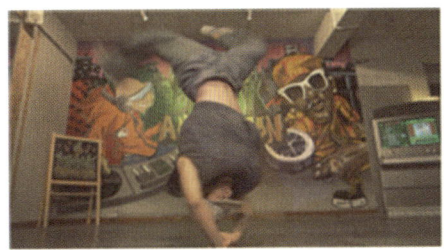

3. 몸 전체를 들어 2000을 돌아준다. 이때 몸의 중심을 왼쪽으로 이동시킨다.

Windmill to air flare

윈드밀 투 에어 플레어

*QR코드를 스캔하시면 동영상이 재생됩니다

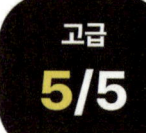
고급 5/5

보여줘 너의 윈드밀 투 에어 플레어!

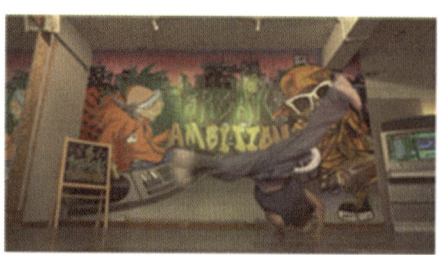

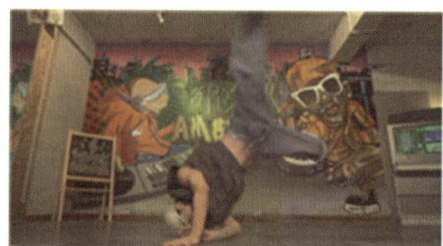

1. 윈드밀을 한다. 이때 다리를 접고 원심력을 줄여주며 양손으로 바닥을 밀어 오른쪽으로 굴러준다.

2. 두 다리를 공중으로 올려준다. 그 후 오른쪽으로 몸을 틀어 손으로 바닥을 짚고 머리를 들어준다.

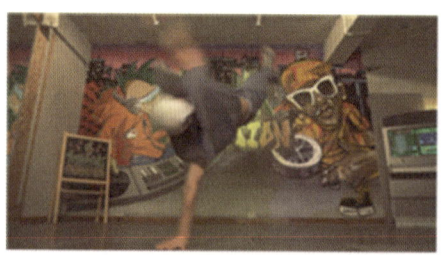

3. 그 후 물구나무를 잡고 몸의 중심을 왼쪽으로 이동시켜 왼 다리를 공중으로 올려주며 에어 플레어를 한다.

LEVEL

89

단체 공연을 많이 해본 적이 없어서 처음에는 부담스럽게 느껴졌어요.
배틀에 비해 큰 의미가 없다고 생각해 흥미도 크지 않았어요.
하지만 공연이 단순히 무대를 채우는 게 아니라,
'멋'을 만들어가는 과정이라는 걸 알게 되면서 생각이 달라졌어요.
팀원들과 함께 새로운 것을 시도하고,
우리의 스타일로 풀어내는 경험을 통해
공연의 재미를 느끼게 되었어요.
작품을 하나씩 완성할 때마다 저도 함께 성장하는 게 느껴졌고,
이제는 공연도 배틀만큼 진지하게 준비하고 있어요.

-TAZAKI-

Coin drop to 2000

코인 드랍 투 투틴

고급 1/5

스타트를 좀 더 강하게 끌어올려!

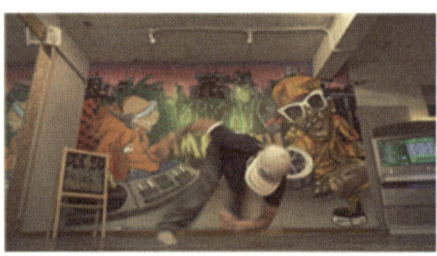

1. 코인 드랍을 한다. 이때 양다리를 접어 원심력을 줄여주고 상체를 이용하여 오른쪽으로 굴러준다.

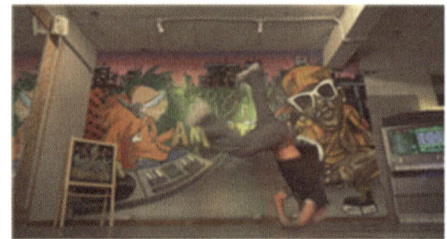

2. 두 다리를 공중으로 올려준다. 그 후 오른쪽으로 몸을 틀어 오른손으로 왼쪽 손등을 잡아주며 바닥을 짚고 머리를 들어 준다.

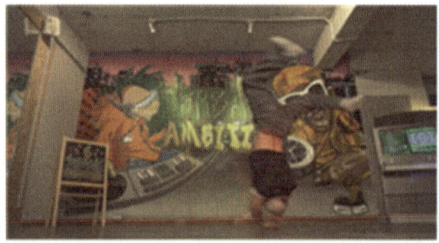

3. 그 후 몸 전체를 들어 몸의 중심을 왼쪽으로 이동시켜 온몸을 틀어 2000을 돌아준다.

Elbow air flare to 2000

엘보우 에어 플레어 투 투틴   *QR코드를 스캔하시면 동영상이 재생됩니다

고급 2/5

한번 할 때 제대로! 레스고!

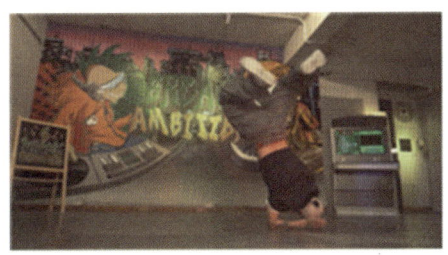

1. 엘보우 에어 플레어 한다. 이때 몸의 중심을 왼쪽으로 이동시키며 양손을 들어 원심력을 강하게 만들어준다.

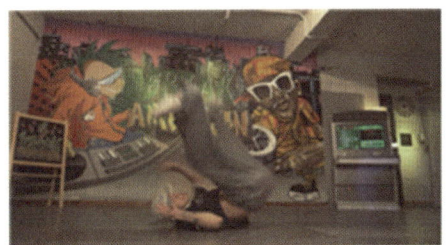

2. 왼발을 바닥에 내려놓고 오른발을 크게 원을 그려 돌려주어 등 전체를 바닥에 내려놓는다.

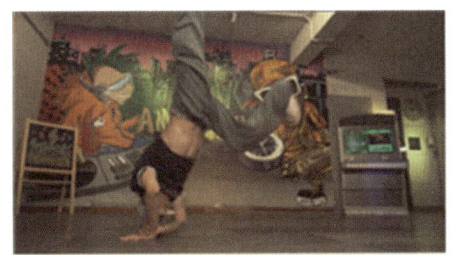

3. 두 다리를 공중으로 올려준다. 그 후 오른쪽으로 몸을 틀어 오른손으로 왼쪽 손등을 잡아주며 바닥을 짚고 머리를 들어준다.

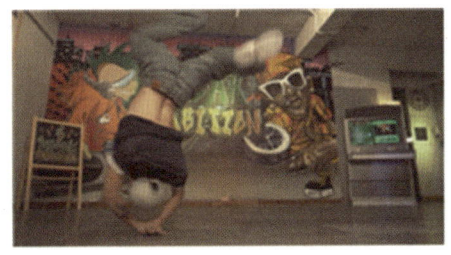

4. 그 후 몸 전체를 들어 몸의 중심을 왼쪽으로 이동시키고 온몸을 틀어 2000을 돌아준다.

Hand touch switch

핸드 터치 스위치   *QR코드를 스캔하시면 동영상이 재생됩니다

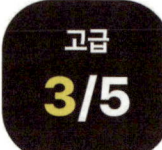

풋워크를 하며 손을 쓰고 싶다면 추천!

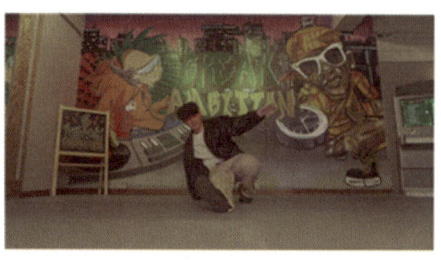

1. 식스 스텝 앞 자세에서 오른손을 짚고 오른발을 펴준다.

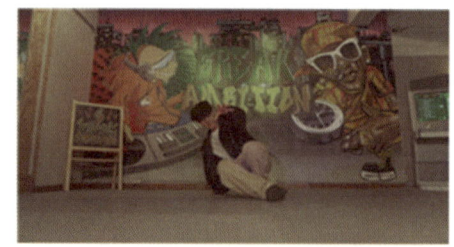

2. 오른 다리를 왼발에 감아준다.

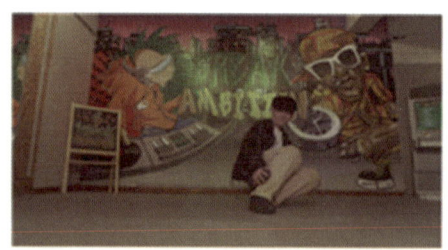

3. 왼손을 짚고 왼발을 오른 다리 아래로 통과시키며 오른손이 왼발을 친다.

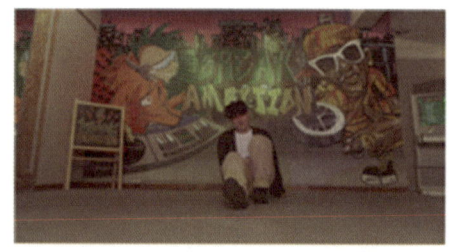

4. 왼발과 오른손을 땅에 짚어준다.

Hand touch switch

핸드 터치 스위치

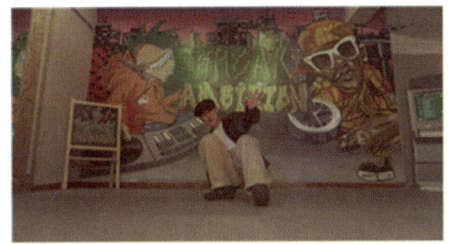

5. 오른 다리와 교차시키면서 왼 다리를 반 이상 펴주고 오른 다리를 굽힌다.

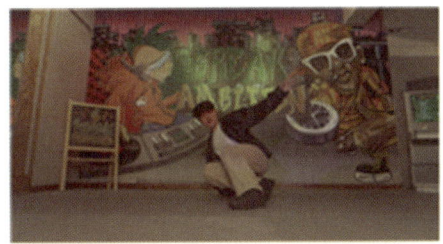

6. 오른 다리를 왼 다리 아래로 넣어준다.

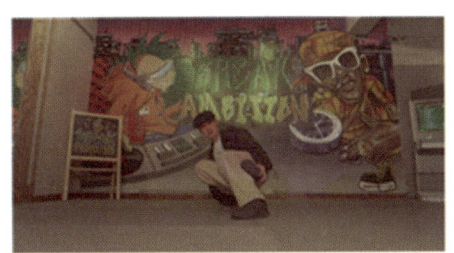

7. 오른발을 왼쪽 무릎 뒤에 걸면서 왼손으로 오른발을 친다.

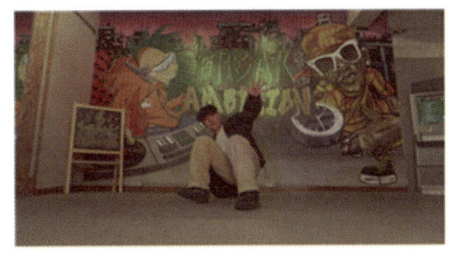

8. 오른발을 다시 바깥으로 빼면서 짚어준다.

Hand touch switch

핸드 터치 스위치

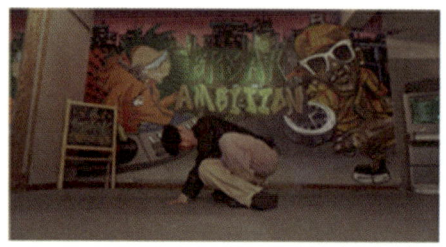

9. 오른 다리를 왼발에 걸면서 왼손도 짚어준다.

Hollow-back to air freeze

할로우-백 투 에어 프리즈   *QR코드를 스캔하시면 동영상이 재생됩니다

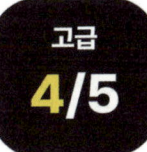

할로우 백 하고 중심잡기에 신경 써보자!

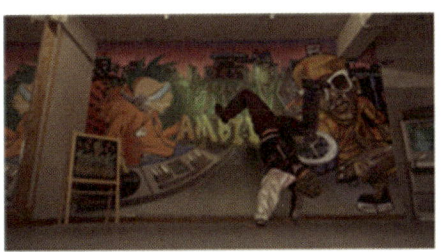

1. 할로우 백 프리즈를 만들어 준다.

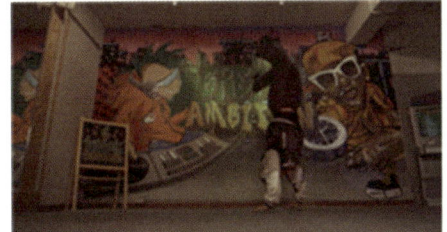

2. 양다리를 하늘로 펼쳐주며 시선을 하늘에서 바닥으로 이동한다. 이때 양손으로 바닥을 밀어 점프한다.

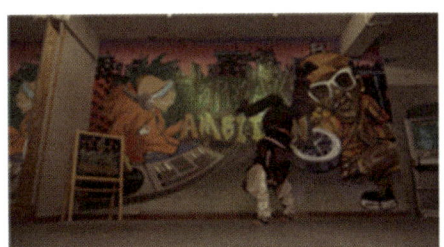

3. 점프 후 두 손으로 착지하며 오른 다리는 몸의 뒤쪽으로 접어주고 왼 다리는 몸의 앞쪽으로 접어준다.

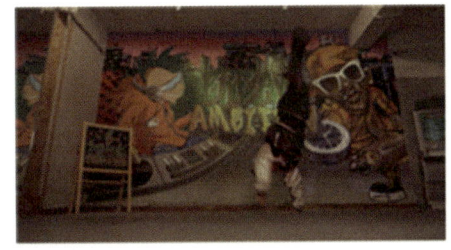

4. 다시 양다리를 하늘로 펼쳐주며 몸의 중심을 오른손으로 이동시켜 왼손을 들어준다.

Hollow-back to air freeze

할로우-백 투 에어 프리즈

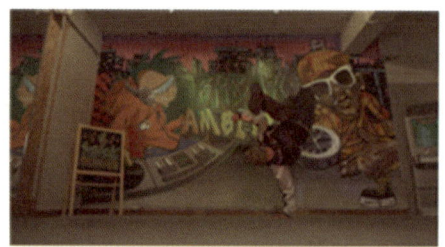

5. 오른 다리는 몸의 뒤쪽으로 접어 주고 왼 다리를 몸의 왼쪽으로 최대한 기울인다. 이때 왼팔을 접어 에어 나이키 프리즈를 만들어준다.

Propeller turn jump drop

프로펠러 턴 점프 드랍

*QR코드를 스캔하시면 동영상이 재생됩니다

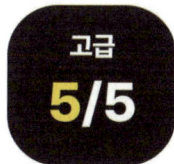

꼬여있는 다리를 풀어주는 느낌으로 해보자!

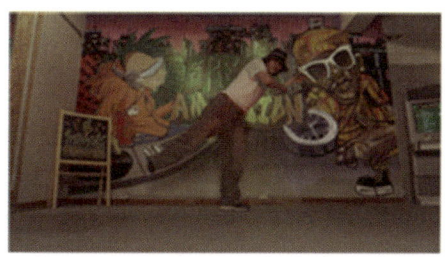

1. 오른 다리를 뒤로 보내고 상체를 아래로 기울인다.

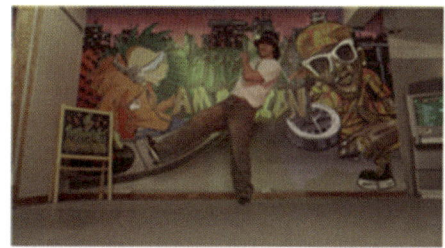

2. 상체를 하늘로 향하게 틀어준다.

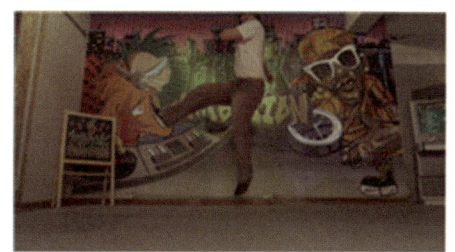

3. 왼발을 이용하여 점프한다. 이때 오른 다리는 고정시킨다.

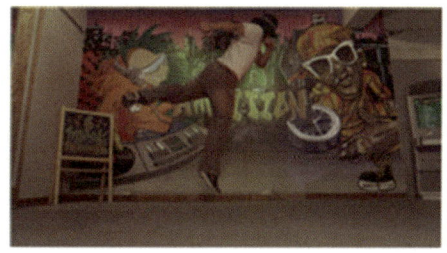

4. 공중에서 오른쪽으로 몸을 튼다.

Propeller turn jump drop

프로펠러 턴 점프 드랍

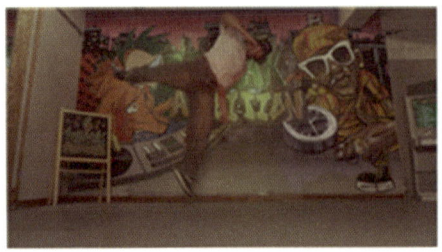 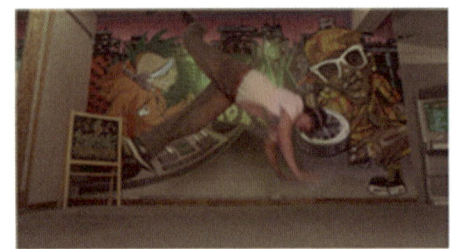

5. 한 바퀴 턴을 하고 다리를 교차한다.

6. 두 손을 펼치고 땅을 짚을 준비를 한다. 이때 왼 다리도 같이 펴준다.

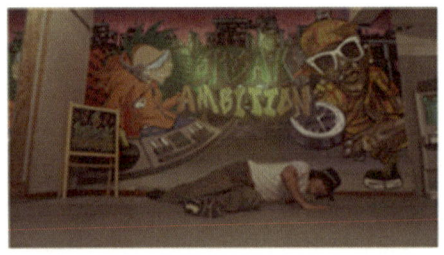 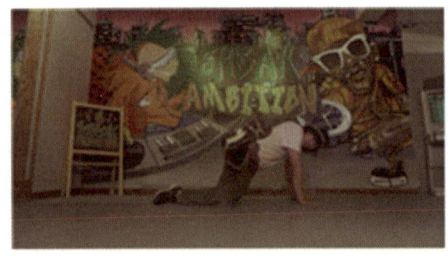

7. 순차적으로 왼발을 착지하면서 상체를 바닥에 내린다. 이때 다리는 교차한다.

8. 상체를 일으키면서 왼 무릎을 땅에 대고 오른 다리를 들어준다.

Propeller turn jump drop

프로펠러 턴 점프 드랍

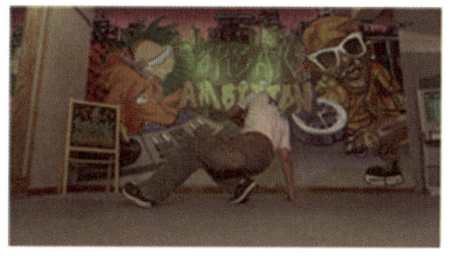 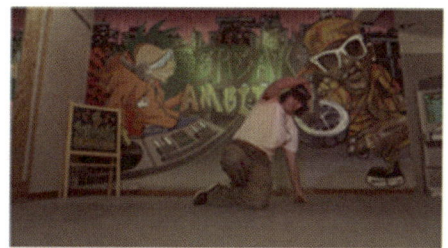

9. 상체를 왼쪽을 돌리면서 오른 다리를 접고 왼 다리를 편다.

10. 식스 스텝 3번 자세를 만든다.

L
E
V
E
L

90

일본에서의 100일이 기억이 나네요. 해외에서 거주했던 특별한 시간이었어요.
정말 다양한 친구들을 만나 그들의 생각과 춤에 대한 태도를 배울 수 있었고,
다양한 춤의 문화를 직접 경험하면서, 나 자신도 한층 더
성장할 수 있었던 소중한 시간이었어요.
군대에 있을 때 독학했던 외국어 중
처음으로 자유롭게 소통할 수 있었던 언어가 일본어였는데,
일본에서의 교류가 이렇게까지 커질 줄은 전혀 예상하지 못했었죠.
그래서 더욱 신기하고 특별하게 느껴졌어요.
새로운 환경에서 살아가며, 춤을 대하는 태도도 변화하며 성장해,
다시 한번 순수한 마음을 가지게 되었고, 그 마음을 지키기 위해
앞으로의 인생의 방향을 잡을 수 있었던 계기가 되었어요.

-SOAR-

Bridge to hollow-back freeze

브릿지 투 할로우-백 프리즈

*QR코드를 스캔하시면 동영상이 재생됩니다

고급 1/5

무릎으로 당겨 올리는 게 포인트!

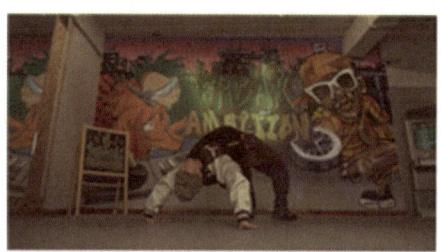

1. 브릿지 프리즈를 만들어준다.

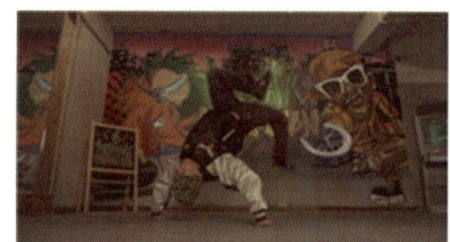

2. 왼 다리를 몸의 정면 위 45도 방향으로 올려주며 오른발로 바닥을 밀어 점프한다. 이때 몸의 중심을 양팔로 이동한다.

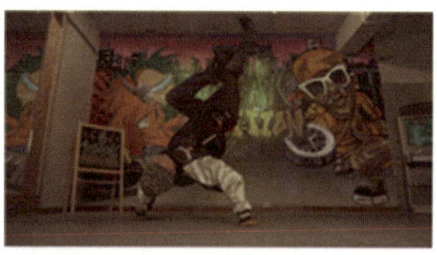

3. 왼발을 접어 오른 무릎에 올려주며 복근의 힘을 이용해 오른 다리를 앞으로 접어준다.

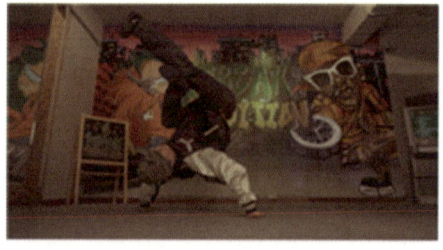

4. 시선은 하늘을 바라보며 오른 다리를 몸의 앞쪽으로 최대한 기울인다. 이때 하체의 중심을 뒤로 이동하여 할로우 백 프리즈를 만들어준다.

Coin drop to air flare

코인 드랍 투 에어 플레어

*QR코드를 스캔하시면 동영상이 재생됩니다

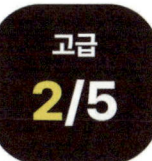

갑자기 튀어 오르니까 조심해야 해!

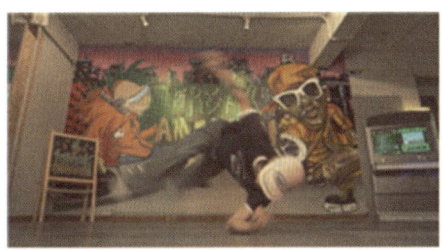

1. 코인 드랍을 한다. 이때 양다리를 접어 원심력을 줄여주고 상체를 이용하여 오른쪽으로 굴러준다.

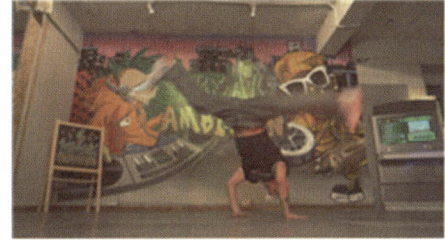

2. 다리를 공중으로 올려준다. 그 후 오른쪽으로 몸을 틀어 손으로 바닥을 짚고 머리를 들어준다.

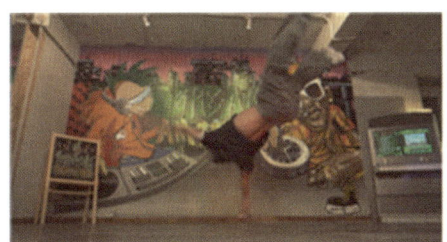

3. 물구나무를 잡고 몸의 중심을 왼쪽으로 이동시켜 왼 다리를 공중으로 올려주며 에어 플레어를 한다.

Drunk 6step

드렁크 식스 스텝  *QR코드를 스캔하시면 동영상이 재생됩니다

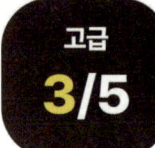

내리고 올릴 때 손을 이용하는 모습이 포인트!

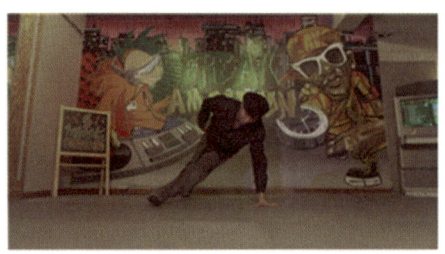

1. 식스 스텝 뒤 자세에서 왼 다리를 펴서 왼손과 같은 선상에 짚어준다.

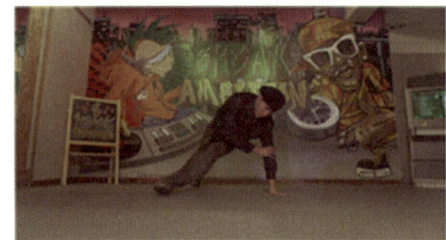

2. 오른손으로 왼팔의 접히는 부분을 잡아준다.

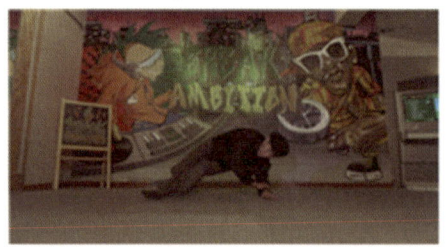

3. 왼팔을 뒤로 밀어 팔꿈치를 땅에 짚어준다.

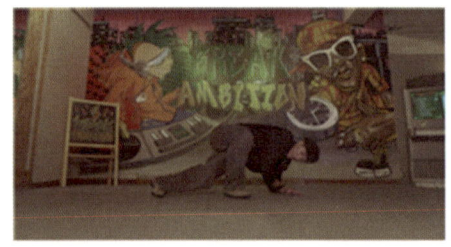

4. 오른 다리를 왼쪽 무릎 앞에 짚어준다.

Drunk 6step

드렁크 식스 스텝

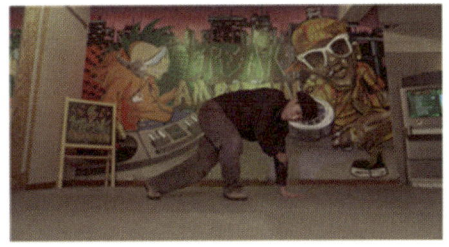

5. 팔꿈치를 다시 들어 올려준다.

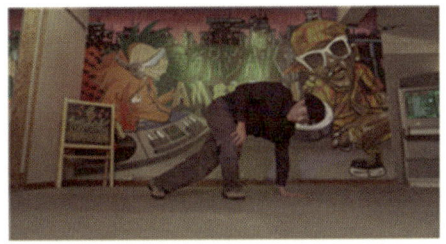

6. 오른손으로 오른 무릎을 잡아준다.

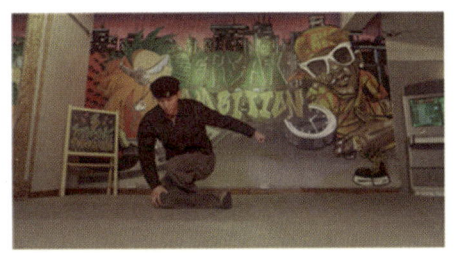

7. 오른 무릎을 오른쪽으로 밀어주면서 식스 스텝 5번 자세의 다리 모양을 만들어준다.

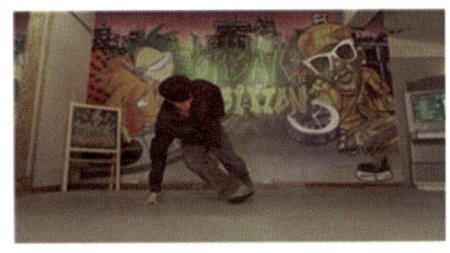

8. 오른손을 무릎에서 떼어 오른쪽을 짚고 왼 다리를 뒤로 짚어 식스 스텝 6번 자세를 만들어준다.

Drunk 6step

드렁크 식스 스텝

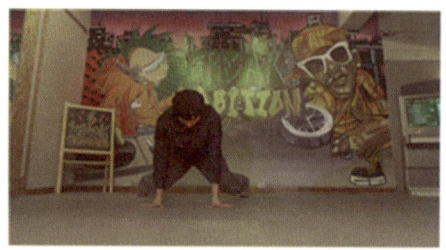

9. 오른 다리가 들어오고 왼손을 짚으면서 식스 스텝 뒤 자세를 만들어준다.

Heel domino step

힐 도미노 스텝   *QR코드를 스캔하시면 동영상이 재생됩니다

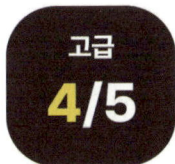

도미노 놓다가 쓰러지면 기분이 많이 안 좋아...

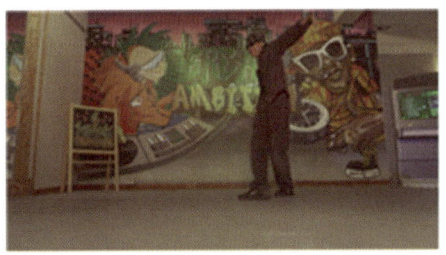

1. 인디언 스텝을 한다.

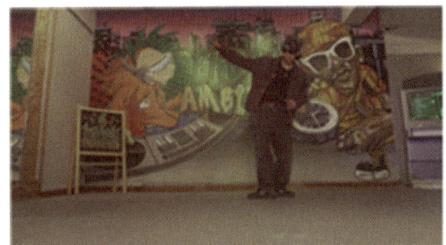

2. 왼발 뒤꿈치를 몸 앞 방향으로 이동한다.

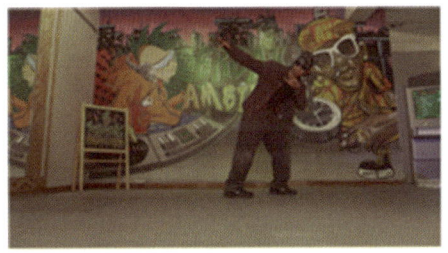

3. 오른발 뒤꿈치를 몸 앞 방향으로 이동한다. 이때 상체를 뒤로 45도 기울인다.

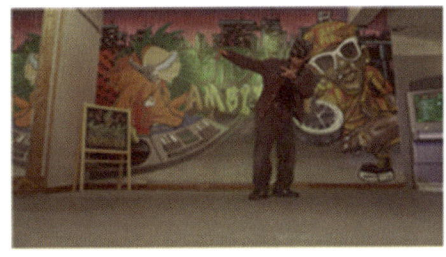

4. 오른발 뒤꿈치를 몸 뒤 방향으로 이동한다.

Heel domino step

힐 도미노 스텝

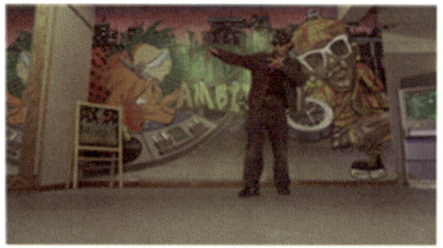

5. 왼발 뒤꿈치를 몸 뒤 방향으로 이동한다. 이때 상체를 올바르게 세운다.

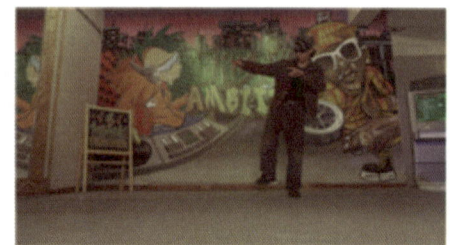

6. 오른 무릎을 든다.

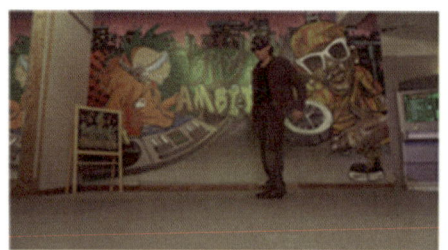

7. 다리를 1자로 모아준다.

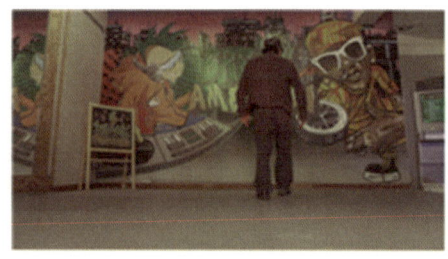

8. 몸을 틀어주며 뒤를 바라본다.

Heel domino step

힐 도미노 스텝

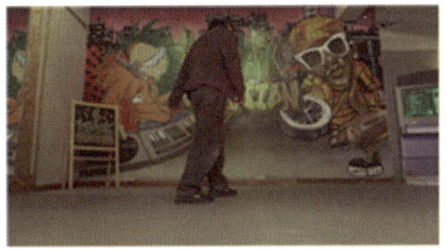

9. 오른발을 몸 뒤 방향으로 끌면서 이동한다.

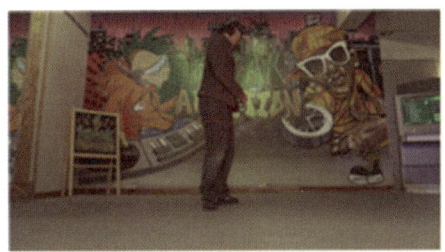

10. 오른발 뒤꿈치를 몸 앞 방향으로 이동한다.

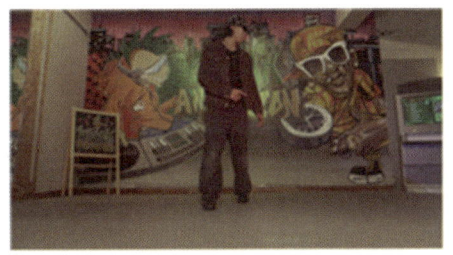

11. 왼발 뒤꿈치를 몸 앞 방향으로 이동한다.

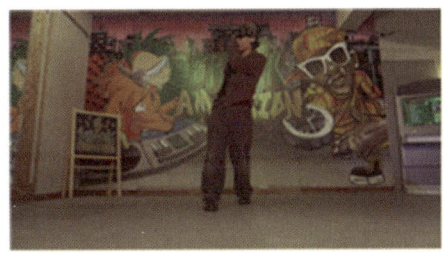

12. 상체를 오른쪽으로 틀면서 포즈를 잡는다.

Munchmill to air flare

먼치밀 투 에어 플레어   *QR코드를 스캔하시면 동영상이 재생됩니다

고급
5/5

너의 파워 무브 레벨을 보여줘!

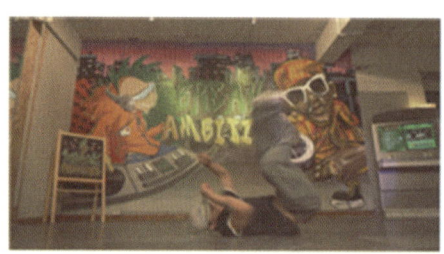

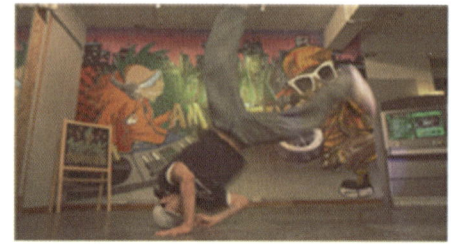

1. 먼치밀을 한다. 마지막 바퀴에서 상체를 이용하여 옆으로 굴러준다.

2. 교차된 두 다리를 풀어주며 공중으로 올린다. 오른쪽으로 몸을 틀어 한 번에 두 손으로 바닥을 짚고 머리를 올린다.

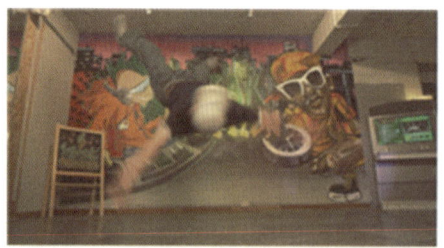

3. 두 다리를 돌리며 몸의 중심을 왼쪽으로 이동시키고 왼 다리를 공중에 올려주며 에어 플레어를 한다.

L
E
V
E
L

91

춤을 추며 가장 기뻤던 순간은
내가 준비한 것을 완벽하게 보여줬을 때였어요.
그 순간, 모든 연습과 노력이
결실을 맺는 듯한 기분이 들었고,
무대 위에서의 자신감이 넘쳤어요.
관객들의 환호와 함께
내 마음속의 기쁨이 폭발하는 듯한 감정,
정말 잊지 못할 경험이었어요.

-KURO-

4point step

포 포인트 스텝

*QR코드를 스캔하시면 동영상이 재생됩니다

마스터 1/5

4개의 점을 찍는다고 생각해 봐!

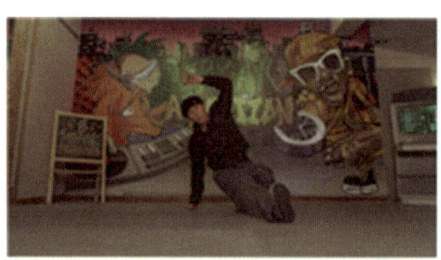

1. 식스 스텝 앞 자세에서 오른손을 짚고 오른 다리를 펴준다.

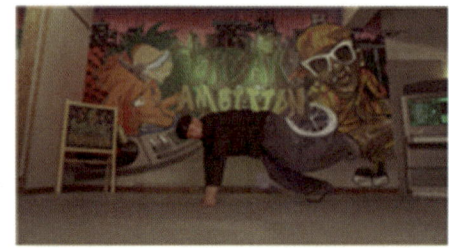

2. 왼손을 오른손 옆에 짚고 다리를 교차해서 쓰리 스텝 뒤 자세를 만들어 준다.

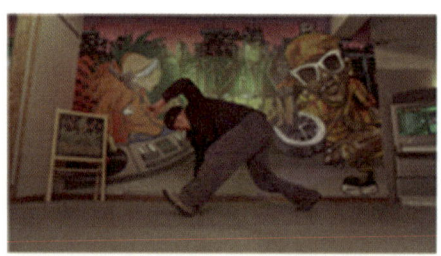

3. 왼발 뒤꿈치를 오른손과 같은 선상에 짚어준다.

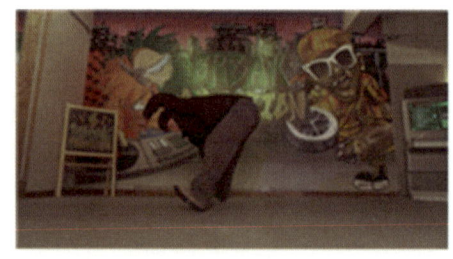

4. 오른발 뒤꿈치도 오른손과 같은 선상에 짚어준다.

4point step

포 포인트 스텝

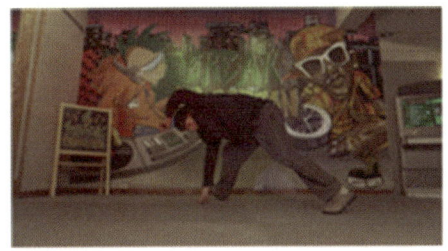

5. 왼발을 다시 뒤로 짚어준다.

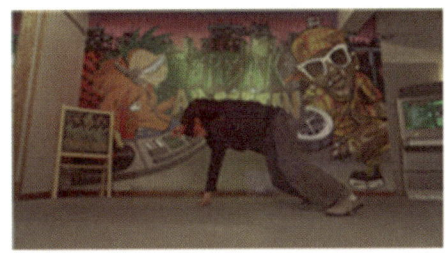

6. 오른발도 다시 뒤로 짚어준다.

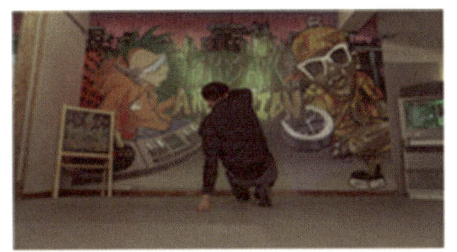

7. 오른손을 떼고 왼손을 짚으며 왼 다리를 몸의 오른쪽으로 뻗어주면서 오른발은 몸 쪽으로 당겨온다.

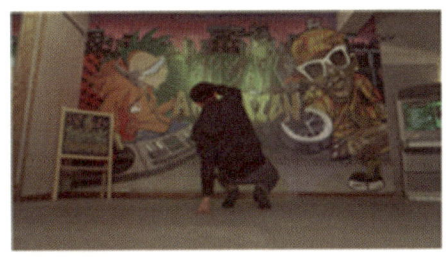

8. 왼발도 몸 쪽으로 당겨서 오른발 과 나란히 짚어준다.

Flare to windmill to halo

플레어 투 윈드밀 투 헤일로우

*QR코드를 스캔하시면 동영상이 재생됩니다

마스터 2/5

다리를 더 많이 찢어야 해!

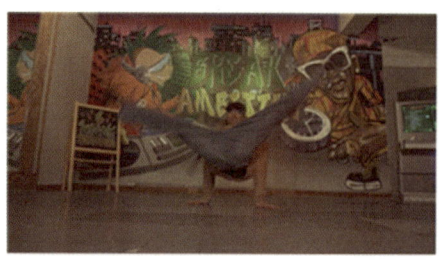

1. 플레어를 한다. 이때 원심력을 강하게 만들어준다.

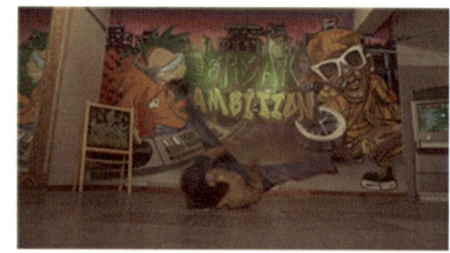

2. 왼 다리를 오른쪽 뒤로 크게 보내주며 양손을 바닥에 내리고 몸의 중심을 오른쪽으로 보내주며 윈드밀을 한다.

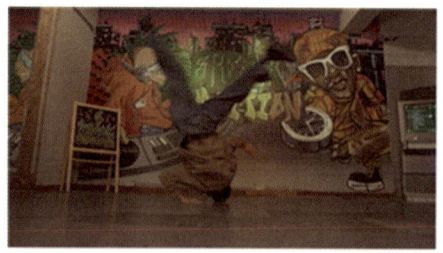

3. 프리즈를 잡고 원심력 방향으로 머리를 끌어주고 바로 양다리를 머리 위로 올려 헤일로우를 한다.

Flare to windmill to munchmill

플레어 투 윈드밀 투 먼치밀

*QR코드를 스캔하시면 동영상이 재생됩니다

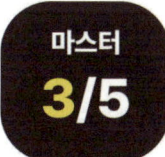

마스터 3/5

여유가 생기면 스피드를 더 내봐!

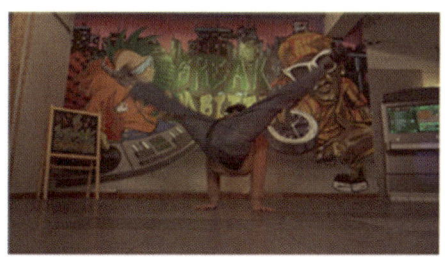

1. 플레어를 한다. 이때 원심력을 강하게 만들어준다.

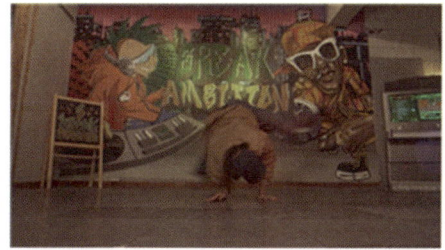

2. 플레어 뒷부분에 왔을 때 양손으로 바닥을 짚고 왼 다리를 오른쪽 뒤로 보내주며 윈드밀을 한다.

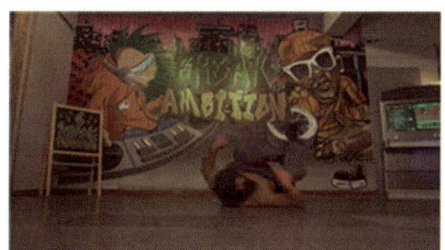

3. 양손으로 바닥을 밀어 원심력을 강하게 만들어주며 양다리를 교차하고 두 손을 가슴에 모으며 먼치밀을 한다.

Pilot to elbow freeze

파일럿 투 엘보우 프리즈

*QR코드를 스캔하시면 동영상이 재생됩니다

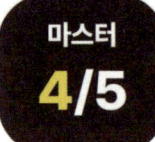

엘보우 프리즈의 중심이 이동하는 게 포인트!

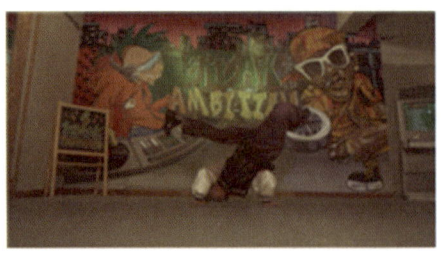

1. 파일럿 나이키 프리즈를 만들어준다.

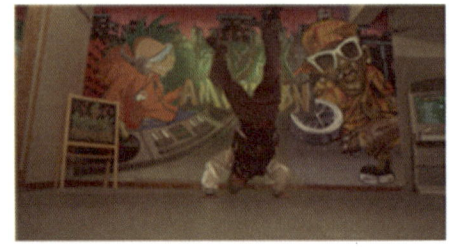

2. 양다리를 하늘로 펼쳐준다. 이때 양손으로 바닥을 밀어 머리를 들고 몸을 들어준다.

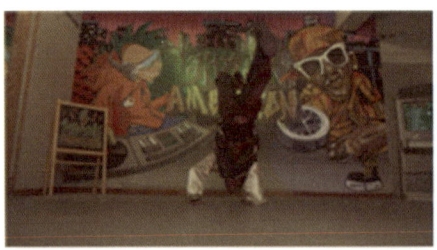

3. 왼손으로 몸을 지탱하고 오른손을 바닥에서 들어준 뒤 오른 팔꿈치를 왼손과 같은 선상의 바닥에 내려준다. 이때 왼 다리는 몸의 뒤쪽으로 접고 오른 다리는 몸의 앞쪽으로 접어준다.

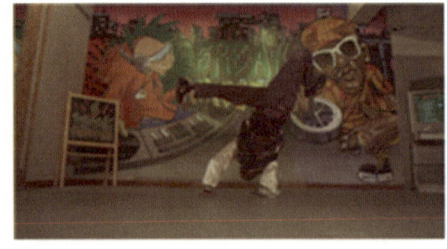

4. 몸의 중심을 오른쪽 팔꿈치로 이동시킨다. 이때 오른 다리를 몸의 뒤쪽으로 접어준 뒤 왼 다리를 몸의 왼쪽으로 최대한 기울여 엘보우 나이키 프리즈를 만들어준다.

Rewind elbow threading arm style

리와인드 엘보우 쓰레이딩 암 스타일   *QR코드를 스캔하시면 동영상이 재생됩니다

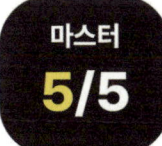

마치 되감기 되듯이 상상하고 해봐!

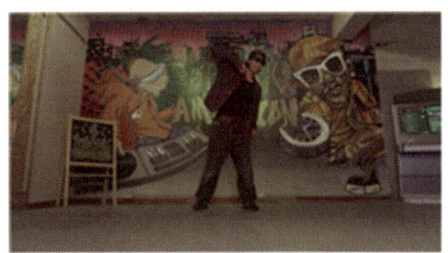

1. 오른 팔꿈치를 뒤에서 앞으로 반시계 방향으로 돌려 앞으로 내밀고 다시 시계방향으로 돌린다.

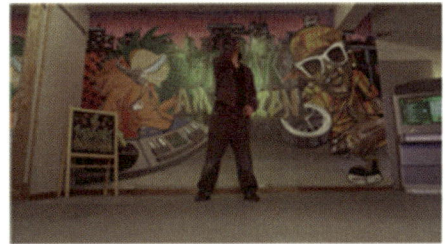

2. 돌려서 오른손으로 턱을 만지며 손으로 턱을 올려 머리를 위로 올린다.

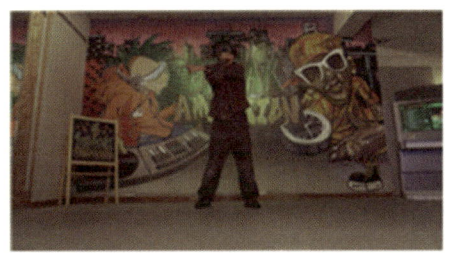

3. 머리를 다시 아래로 내려 오른손으로 만든 구멍 안으로 왼손을 집어넣는다.

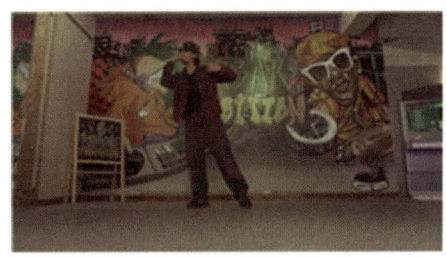

4. 왼손을 왼쪽으로 빼면서 턱에 있는 오른손을 오른쪽으로 틀어 왼손을 빼준다.

Rewind elbow threading arm style

리와인드 엘보우 쓰레이딩 암 스타일

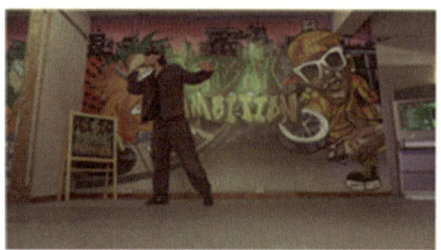

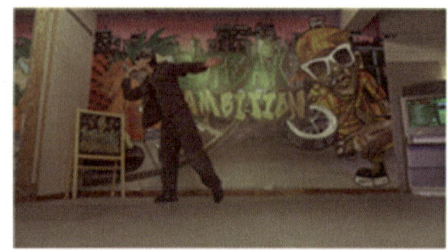

5. 왼손을 고정시키고 손바닥이 상체로 오게 꺾는다. 이때 상체는 오른쪽으로 슬라이드 하며 이동한다.

6. 슬라이드를 멈추고 왼손은 손등이 몸 쪽 방향으로 향하게 손가락을 다 편다. 이때 상체 중심이 오른 다리에 있어 왼 다리가 살짝 들린다.

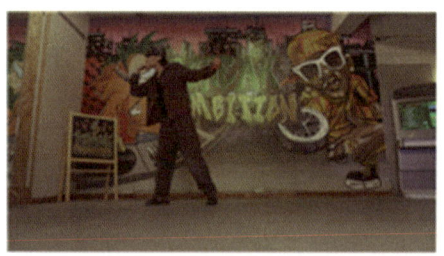

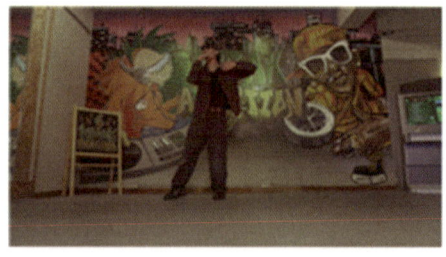

7. 상체를 왼쪽으로 다시 되돌아오게 하면서 왼손도 약하게 주먹을 쥐듯이 손가락을 접는다.

8. 상체를 중간지점까지 되돌아오게 하면서 왼손을 다시 통과시킬 준비를 한다. 이때 손가락은 검지를 펼친다.

Rewind elbow threading arm style

리와인드 엘보우 쓰레이딩 암 스타일

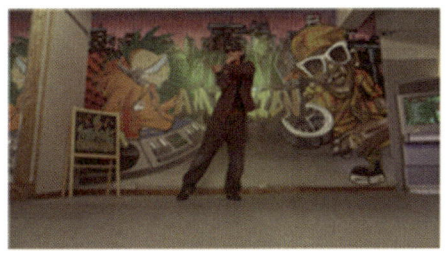 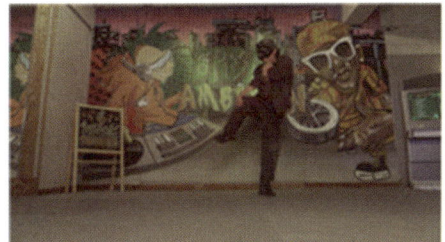

9. 상체가 왼쪽으로 가면서 왼손을 통과시킨다. 이때 상체 중심은 왼쪽에 있다.

10. 오른 다리를 접으면서 들고 왼손으로 오른 무릎을 만지며 포즈를 잡는다.

LEVEL

92

가장 힘든 건 역시 연습이에요.
매일 연습실에서 공부하고 움직이니까,
몸뿐만이 아니라
머리까지 써야 하기 때문에
가장 힘들지만, 그래서 오히려
살아있음을 느끼는 것 같기도 해요.

-INHOOK-

2hook spin

투훅 스핀

*QR코드를 스캔하시면 동영상이 재생됩니다

마스터 1/5

후크를 정확하게 하는 것이 포인트!

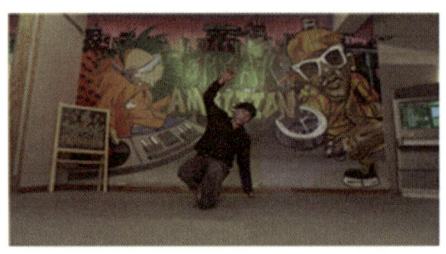

1. 식스 스텝 앞 자세에서 왼 다리를 펴면서 왼손을 짚어준다.

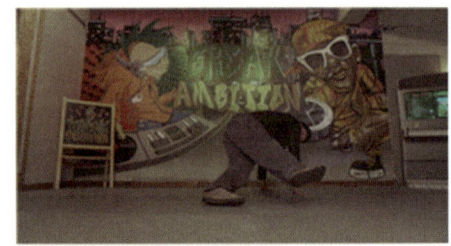

2. 오른손을 왼손 옆에 짚으면서 오른 다리를 왼쪽 방향 20도로 들어준다.

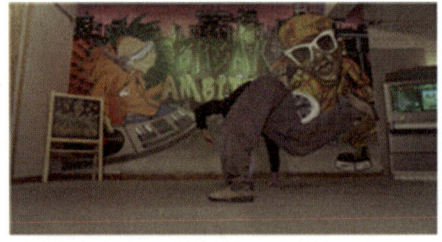

3. 왼손을 떼면서 오른발이 왼쪽 방향으로 향하게 틀어준다.

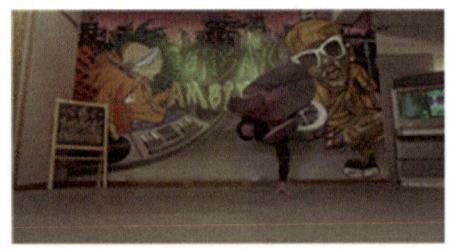

4. 왼발로 점프를 하면서 왼쪽 발목을 오른쪽 무릎 위에 걸어준다.

2hook spin

투후크 스핀

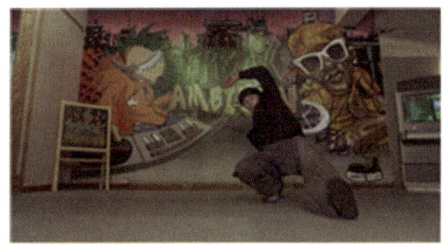

5. 오른발로 착지한다.

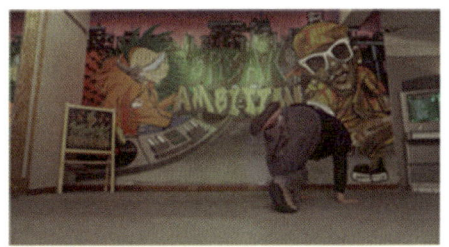

6. 왼손과 오른손을 차례대로 짚으며 왼쪽으로 몸을 틀고 오른 무릎을 왼쪽 무릎 뒤에 걸어주며 CC를 해준다.

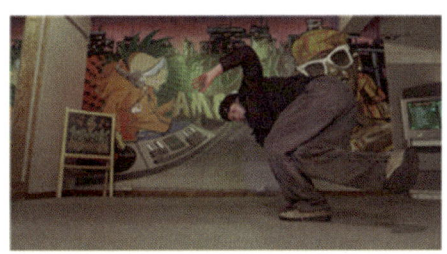

7. 몸을 왼쪽으로 틀면서 왼손을 땅에서 떼어준다.

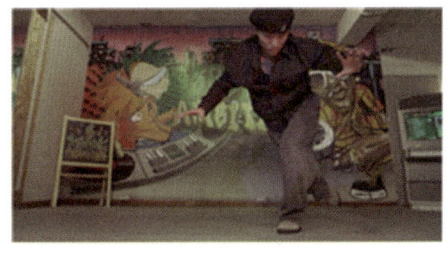

8. 오른손으로 땅을 밀면서 왼발을 중심으로 왼쪽으로 한 바퀴 돌아준다.

2hook spin

투후크 스핀

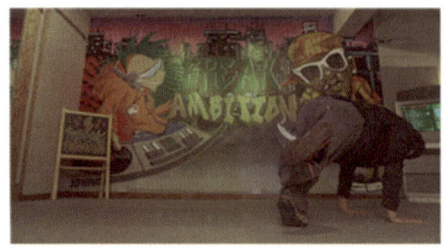

9. 왼손과 오른손을 차례대로 땅에 짚어주며 CC 자세를 잡아준다.

Flare to munchmill to halo

플레어 투 먼치밀 투 헤일로우   *QR코드를 스캔하시면 동영상이 재생됩니다

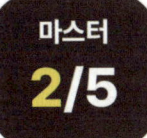

> 먼치밀 하고 다리를 기다려주는 게 중요해!

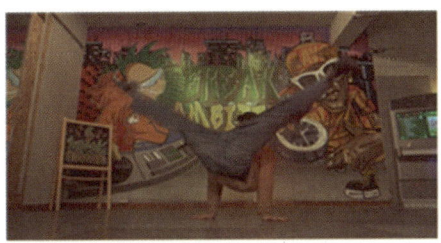

1. 플레어를 한다. 이때 원심력을 강하게 만들어준다.

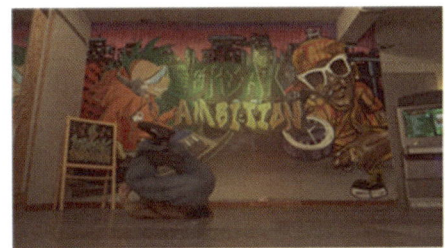

2. 플레어 뒷부분에서 양다리를 교차하고 양손을 모아 먼치밀을 한다. 이때 양손으로 바닥을 밀어 원심력을 강하게 만들어준다.

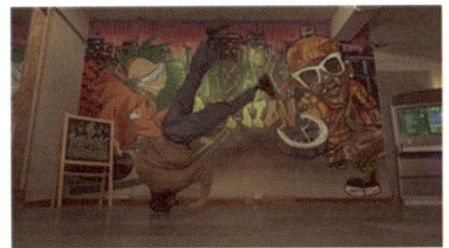

3. 교차해준 다리를 풀어 프리즈를 잡아준다. 이때 오른손은 몸의 앞쪽에 위치하고 원심력 방향으로 머리를 끌어주며 양다리를 하늘로 올려 헤일로우를 한다.

Shoulder to elbow freeze

숄더 투 엘보우 프리즈　　　　　　　　　*QR코드를 스캔하시면 동영상이 재생됩니다

마스터 3/5　　힘껏 들어 올려 멋진 엘보우 프리즈를 보여줘!

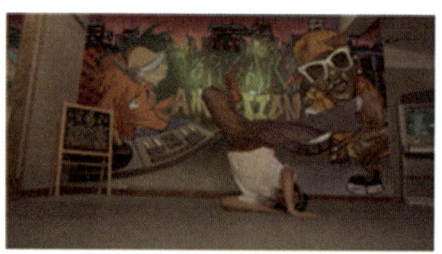

1. 숄더 나이키 프리즈를 만들어준다.

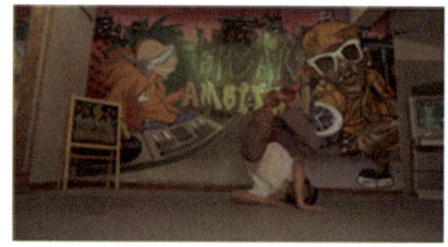

2. 양다리를 몸 쪽으로 모아준다.

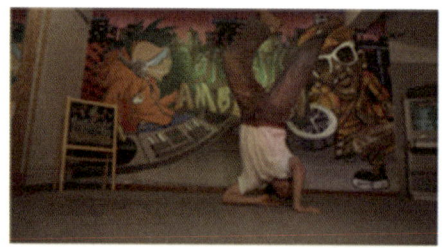

3. 양다리를 하늘로 펼쳐준다. 이때 양팔로 땅을 밀면서 머리를 들고 몸을 들어준다.

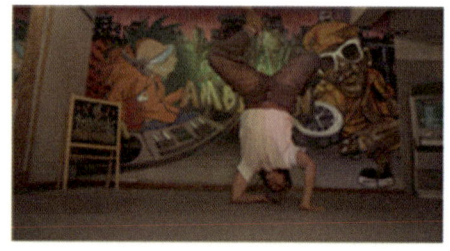

4. 왼 손목을 돌려서 왼 손바닥을 얼굴 바로 앞 바닥에 내려준다. 이때 오른 다리를 몸 뒤로 접어 왼 다리를 몸 앞으로 접어준다.

Shoulder to elbow freeze

숄더 투 엘보우 프리즈

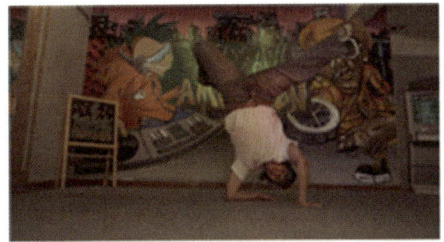

5. 왼 다리를 몸 뒤로 접어주고 오른 다리를 몸의 오른쪽으로 최대한 기울이며 몸의 중심을 왼 팔꿈치로 이동시켜 엘보우 나이키 프리즈를 만들어준다.

Train tunnel arm style

트레인 터널 암 스타일   *QR코드를 스캔하시면 동영상이 재생됩니다

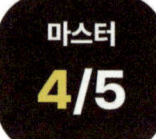

기차가 터널을 지나듯이!!

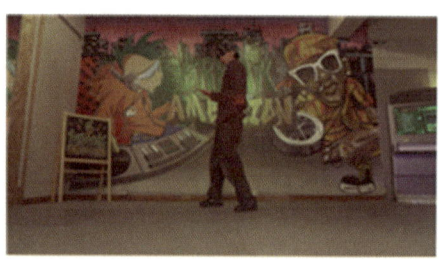

1. 왼팔을 접어 배 쪽에 위치한다. 오른팔을 몸 뒤 방향으로 이동하고 오른손으로 왼 팔꿈치를 잡는다.

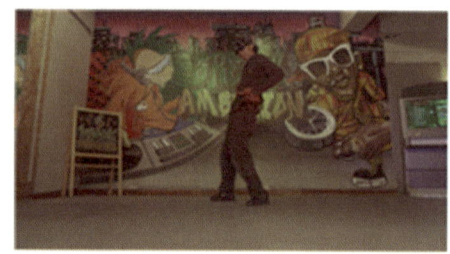

2. 오른손은 고정시키고 왼팔을 몸 방향 뒤로 뺀다.

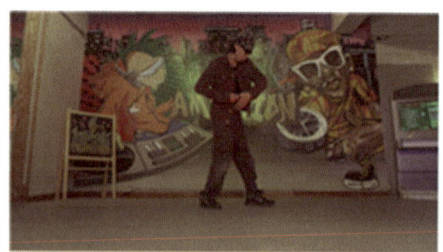

3. 왼팔은 고정시키고 오른발을 오른쪽 대각선 앞으로 이동하고 상체를 왼쪽으로 돌린다. 이때 오른손을 왼손 안으로 넣어준다.

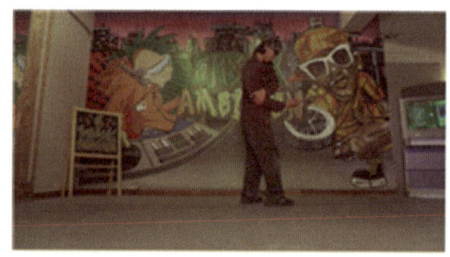

4. 오른 팔꿈치까지 넣으면서 오른발도 왼쪽으로 이동한다. 이때 왼손의 위치는 고정되어 있다.

Train tunnel arm style

트레인 터널 암 스타일

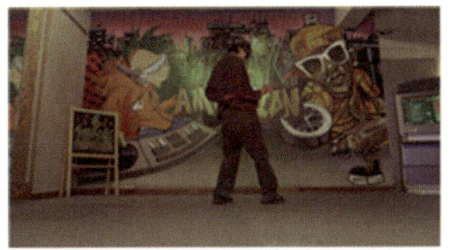

5. 왼발도 왼쪽으로 이동해 상체를 왼쪽으로 틀면서 돌고 몸 방향 뒤로 왼손을 접으면서 이동하고 오른 팔꿈치를 잡는다.

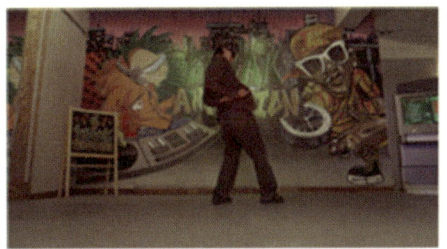

6. 왼손은 고정되어 있고 오른팔을 몸 방향 뒤로 뺀다.

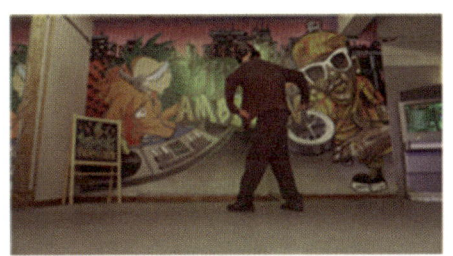

7. 상체를 왼쪽으로 튼다. 이때 왼손은 고정되어 있는 상태에서 상체는 오른쪽 대각선 앞을 바라본다.

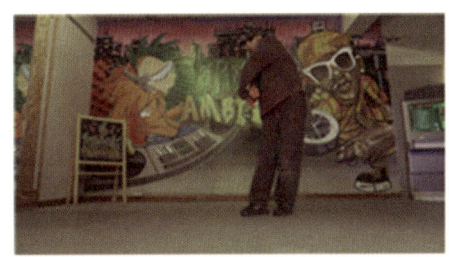

8. 오른손으로 정면을 찌르면서 왼손 안으로 넣어준다.

Train tunnel arm style

트레인 터널 암 스타일

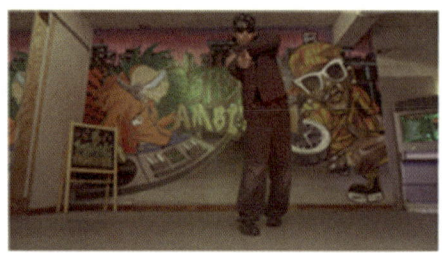

9. 왼손을 오른 어깨까지 통과하며 위로 들어 올린다.

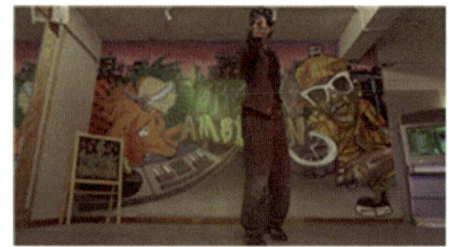

10. 왼손을 내리고 정면으로 이동한다.

Windmill to halo to munchmill

윈드밀 투 헤일로우 투 먼치밀

*QR코드를 스캔하시면 동영상이 재생됩니다

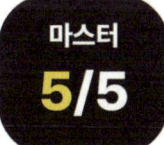

헤일로우에서 먼치밀 들어가면 짜릿 하다고!

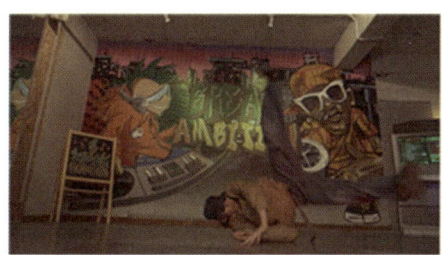

1. 윈드밀을 한다. 이때 원심력을 강하게 만들어 주고 상체를 빠르게 틀어 다음 단계를 준비한다.

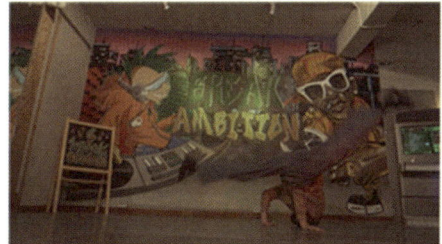

2. 그 후 프리즈를 잡고 헤일로우를 한다. 이때 오른손은 몸의 앞쪽에 위치하고 머리를 원심력 방향으로 끌어준다.

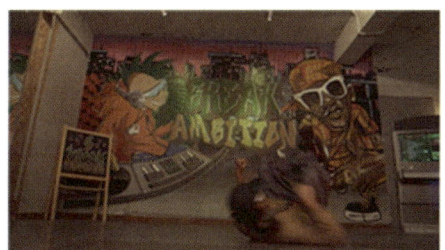

3. 헤일로우를 하며 양다리를 교차하고 바로 두 손을 모아 먼치밀을 한다. 이때 다리가 풀리지 않게 하며 상체를 틀어 원심력을 강하게 만들어준다.

L
E
V
E
L

93

가장 큰 터닝 포인트는 무릎 수술을 받았을 때였던 것 같아요.
이제 막 인정받기 시작한 플레이어로 활발히 활동하고 있던 시기,
무릎을 다쳐 수술을 하게 되었고. 무릎은 예전처럼 회복되지 않는다며,
다시는 예전처럼 춤을 추지 못할 거라는 두려움이 생겼어요.
정신적으로 무너지고 불안한 상태에서, 다시 마음을 다잡고 재활 운동을 시작했어요.
그 후, 춤을 추는 방식을 바꾸기로 결심하고, 몸에 대해 공부하고
그에 맞게 춤을 연구하며 새로운 표현 방식을 찾기 시작했어요.
수술 후 3개월 만에 다시 활동을 시작할 수 있었고, 그 해에는 꿈의 대회인
'Red Bull BC One Korea' 에서 우승을 차지하게 되었어요.
그 순간, 포기하지 않고 스스로를 믿었던 선택이
제 인생을 바꾼 결정적인 순간이었어요.

-COMET-

3grab thread

쓰리 그랩 쓰레드

*QR코드를 스캔하시면 동영상이 재생됩니다

마스터 1/5

3번을 잡고 끌어볼까?

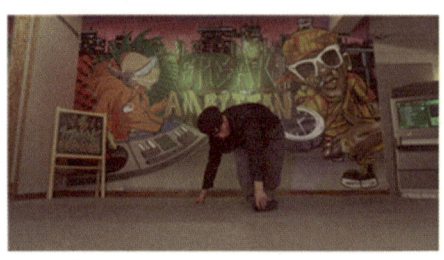

1. 식스 스텝 앞 자세에서 오른쪽 발날을 왼발 앞에 놓고 왼손으로 오른발을 잡아준다.

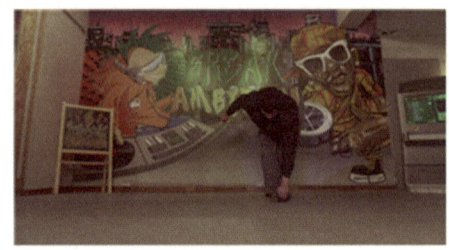

2. 오른손을 떼고 왼손으로 오른발을 뒤쪽으로 끌며 당겨준다.

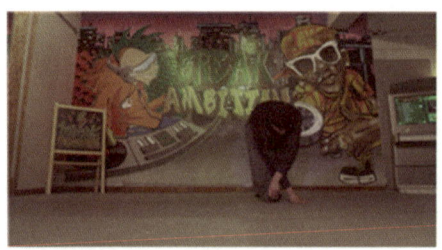

3. 오른손으로 왼손과 오른발 사이의 땅을 짚어준다.

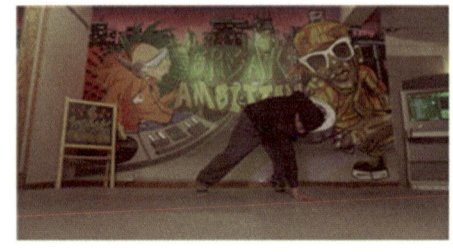

4. 왼손을 놓고 오른발을 오른쪽 대각선 뒤로 뻗어서 짚어준다.

3grab thread

쓰리 그랩 쓰레드

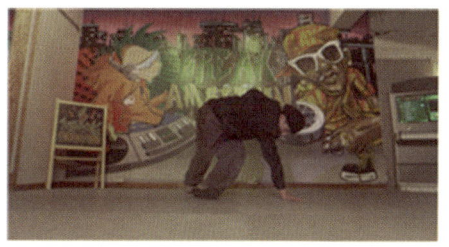

5. 왼발을 오른손과 일직선상에 짚어 준다.

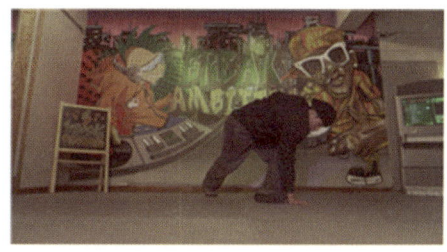

6. 왼발을 오른손이 있는 곳까지 당겨 준다.

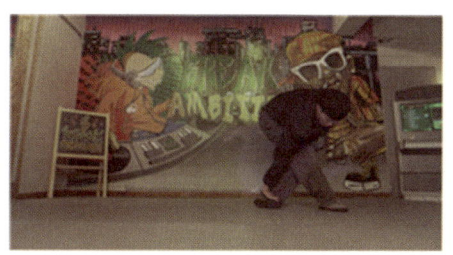

7. 오른발을 왼발과 오른손 사이 공간으로 넣고 땅을 짚어준다.

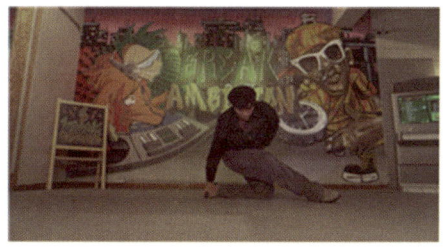

8. 왼쪽 무릎을 바닥에 내리고 오른손으로 왼발을 뒤로 밀어준다.

3grab thread

쓰리 그랩 쓰레드

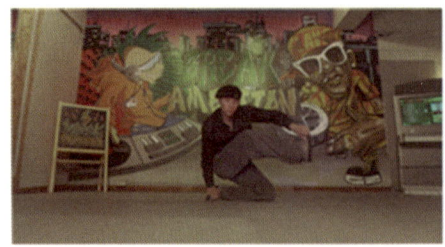

9. 왼손으로 오른발을 잡아 들어준다.

Air hook sweep drop

에어 후크 스윕 드랍

*QR코드를 스캔하시면 동영상이 재생됩니다

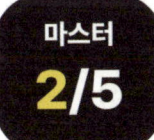

자기 다리 걸려 넘어질 때 멋지게 일어나 봐!

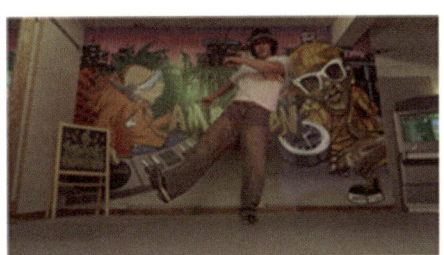

1. 오른 다리를 몸 방향 오른쪽 대각선 앞으로 펼친다. 이때 왼팔을 가슴 위치까지 올리고 상체 중심은 오른쪽으로 이동한다.

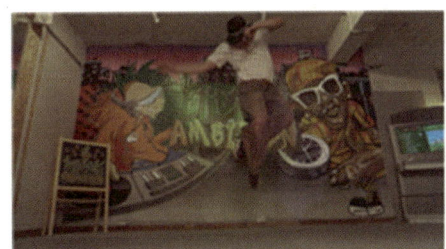

2. 오른 다리를 몸 방향 오른쪽에서 왼쪽으로 바닥 쓸면서 가져오고 왼 다리로 점프를 하면서 공중에서 오른 다리로 왼발을 감싼다. 이때 두 손을 어깨 높이로 올려준다.

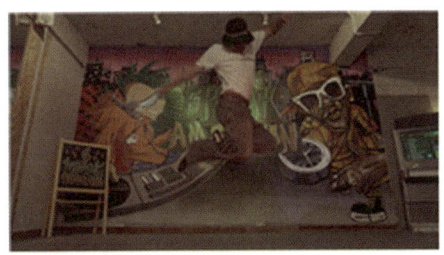

3. 공중에서 오른발을 몸 방향 왼쪽에서 오른쪽 뒤로 접어 돌리고 상체를 왼쪽으로 틀어 왼쪽 대각선 방향을 바라본다.

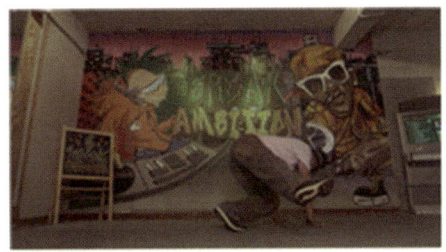

4. 왼발로 땅을 착지하면서 오른 다리를 펼쳐 상체를 몸 방향 왼쪽 45도 기울이고 왼 다리를 접으면서 몸 방향 앞으로 두 손을 땅에 짚어준다.

Air hook sweep drop

에어 후크 스윕 드랍

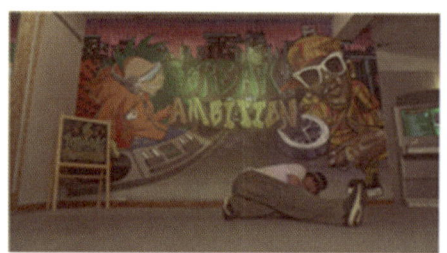

5. 상체를 바닥으로 내리면서 왼쪽 허벅지까지 땅에 닿게 한다. 이때 머리는 땅에 닿지 않는다.

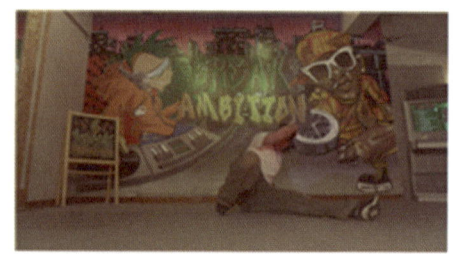

6. 오른 다리를 접고 왼 다리를 펼쳐 두 팔을 이용해 상체를 들어 올린다. 이때 상체 방향 뒤로 왼손을 짚는다.

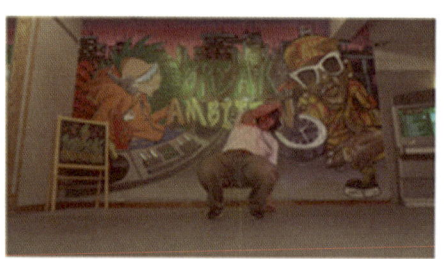

7. 왼 다리를 접고 골반을 들면서 식스 스텝 앞 자세를 만든다. 이때 왼손으로 지탱한다.

Master power combo.01

마스터 파워 콤보.01

*QR코드를 스캔하시면 동영상이 재생됩니다

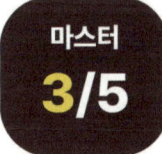

너도 할 수 있어! 보여줘!

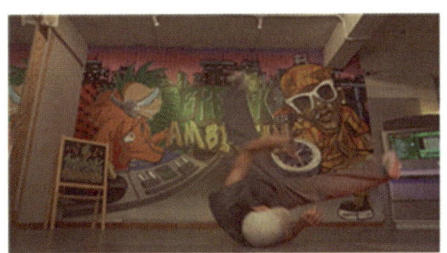

1. 윈드밀 투 플레어로 시작한다. 이때 원심력을 강하게 만들어주고 플레어를 한뒤 몸의 중심을 왼쪽으로 이동한다.

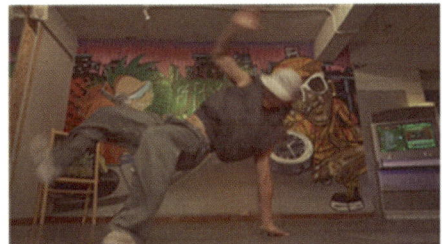

2. 그 후 양다리와 골반을 앞으로 내밀어주며 상체를 열어 스와입스를 해준다.

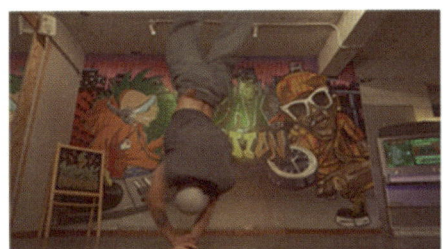

3. 오른 다리를 하늘로 강하게 올려주며 양손을 바닥에 내리고 양다리를 하늘로 올려준다. 이후 양손을 모아 몸의 중심을 왼손으로 이동시켜 몸을 한번에 틀어 2000으로 마무리 한다.

Pilot to air freeze

파일럿 투 에어 프리즈

*QR코드를 스캔하시면 동영상이 재생됩니다

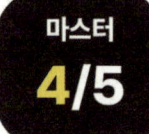

지구를 든다는 마음으로 세상을 들어봐!

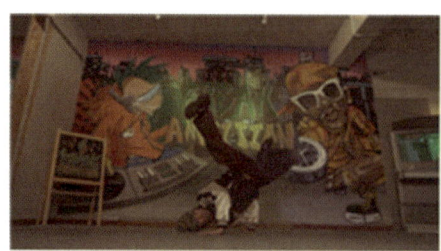

1. 파일럿 나이키 프리즈를 만들어 준다.

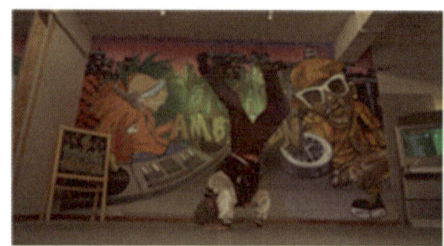

2. 양다리를 하늘을 향해 펼쳐준다. 이때 양손으로 바닥을 밀어 머리와 몸을 들어준다.

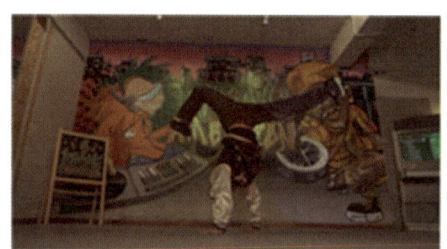

3. 왼손으로 오른손을 들고 손목을 왼쪽으로 90도 돌려 왼손과 같은 선상에 내려준다. 이때 시선은 바닥을 향하고 왼 다리는 몸 뒤로 접으며 오른 다리는 앞으로 펼쳐준다.

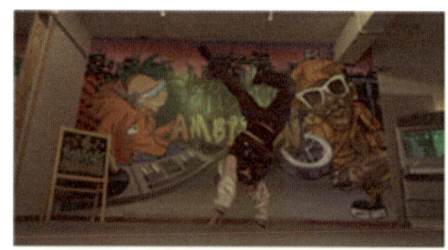

4. 오른 다리를 몸의 뒤쪽으로 접고 왼 다리를 위 45도 방향으로 펼쳐준다. 이때 왼손으로 땅을 밀어 몸의 중심을 오른손으로 이동한다.

Pilot to air freeze

파일럿 투 에어 프리즈

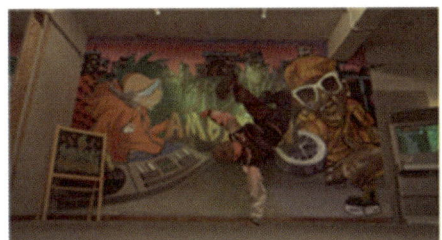

5. 몸의 중심을 완전히 오른손으로 이동시켜 왼 다리를 몸의 왼쪽으로 최대한 기울인다. 이때 오른팔을 들어서 접어주며 에어 나이키 프리즈를 만들어준다.

Windmill to swipes to 1990

윈드밀 투 스와입스 투 나인틴

*QR코드를 스캔하시면 동영상이 재생됩니다

마스터 5/5

단계별로 올라가는 파워 무브 콤보야!

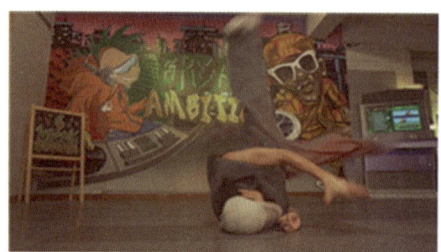

1. 윈드밀 후 오른쪽 어깨를 한번 타 준다. 이때 양손으로 바닥을 밀어 옆으로 굴러준다.

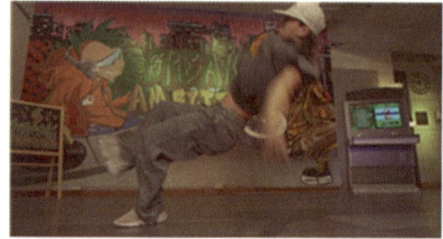

2. 양팔로 바닥을 밀고 몸을 들어주며 스와입스를 한다. 이때 상체를 열어주며 오른 다리를 강하게 하늘로 올려준다.

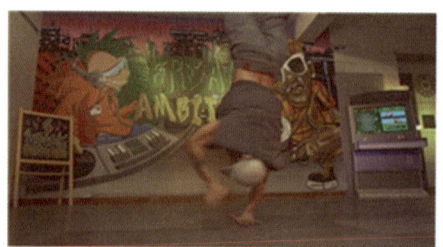

3. 양손으로 바닥을 짚고 양다리를 하늘로 올려 물구나무를 만들어 준 뒤 오른손으로 바닥을 밀어 몸의 중심을 왼쪽으로 이동시켜 1990으로 마무리를 한다.

L
E
V
E
L

94

중학생 때 함께 춤췄던 친구들이 꽤 많았는데요.
성적에 맞춰 고등학교를 가다 보니 저 혼자 다른 학교로 갔어요.
친구들은 모두 춤을 그만뒀고, 저는 대구 시내 춤추는 분들을 따라다녔어요.
결국 그 친구들 중 저 혼자 남아 춤을 추고 있네요.
아마도 그때, 저도 친구들과 같은 고등학교에 갔다면
지금 저는 춤을 추고 있지 않았을 거 같아요.
무엇이 더 행복했을지 단정할 순 없지만,
지금의 비보이 비스트는
그때의 선택 덕분에 존재할 수 있었던 것 같아요.

-BEAST-

Crab 6step

크랩 식스 스텝

*QR코드를 스캔하시면 동영상이 재생됩니다

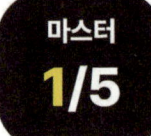

크랩 하면 역시 킹크랩이지!

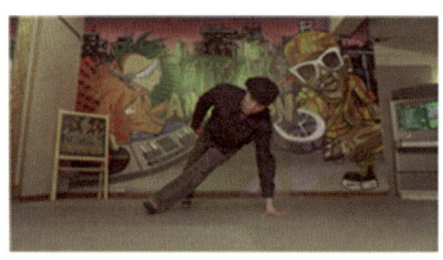

1. 식스 스텝 뒤 자세에서 왼발을 펴서 왼손과 일직선상에 짚어준다.

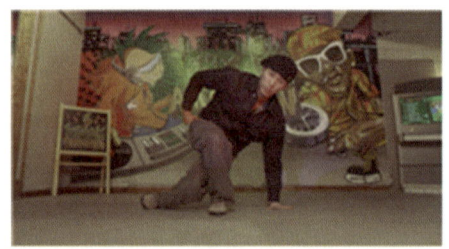

2. 오른발을 왼쪽 무릎 앞에 짚어준다.

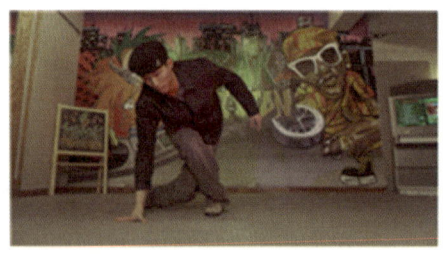

3. 왼손을 떼면서 오른손을 오른쪽 대각선 45도 방향에 짚어준다.

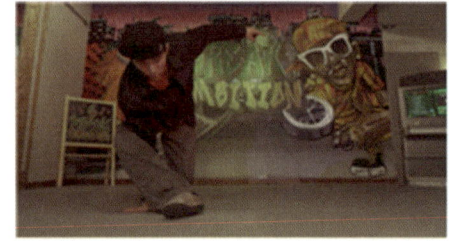

4. 오른쪽 무릎 뒤를 오른팔에 걸어준다.

Crab 6step

크랩 식스 스텝

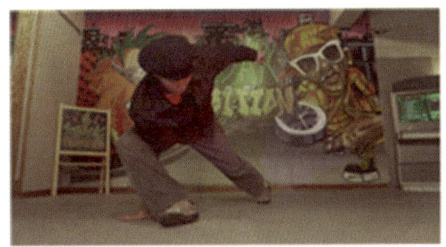 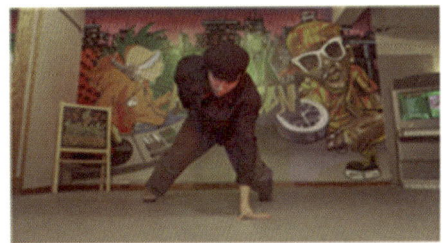

5. 걸어준 상태로 왼 다리를 왼쪽 뒤 대각선 방향으로 뻗어준다.

6. 오른손을 떼면서 왼손을 짚고 오른 다리도 뒤로 짚어주며 식스 스텝 뒤 자세를 잡아준다.

Gun whip burn arm style

건 윕 번 암 스타일　　　　　　　　　　*QR코드를 스캔하시면 동영상이 재생됩니다

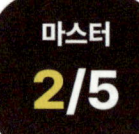

손이 채찍이 되고 총이 되는 마법!

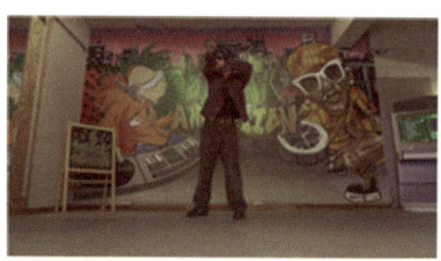

1. 오른팔을 가슴 위까지 올리고 왼손으로 오른 팔꿈치 안쪽을 잡는다.

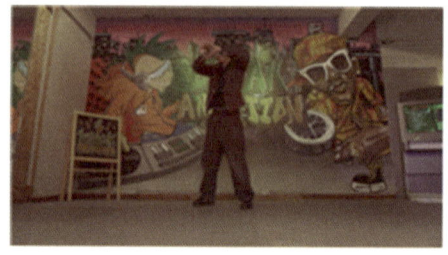

2. 왼손을 고정시키고 오른손을 몸 방향 뒤쪽으로 뺀다.

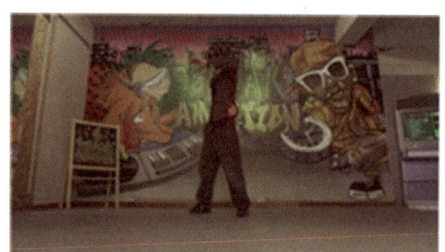

3. 오른팔을 허리 뒤쪽으로 감싸준다. 이때 왼팔을 고정시킨다.

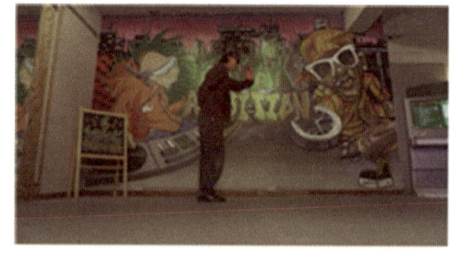

4. 오른팔로 몸을 당겨 오른발을 축으로 왼쪽으로 90도 돌려준다. 이때 왼팔은 고정시킨다.

Gun whip burn arm style

건 윕 번 암 스타일

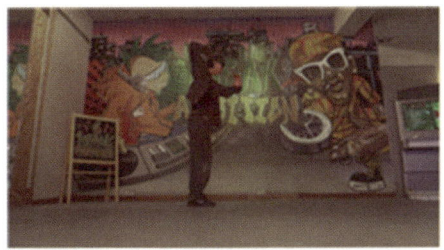

5. 오른손으로 뒤통수를 잡는다.

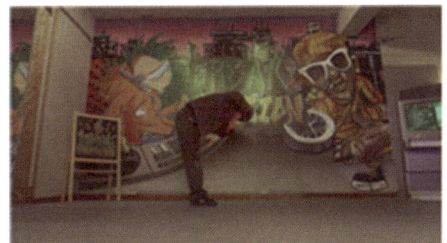

6. 오른손을 내리면서 상체를 몸 방향 앞쪽으로 기울인다. 이때 왼손으로 턱을 만진다.

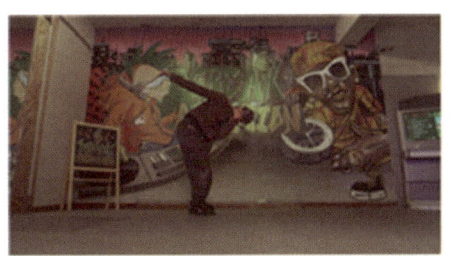

7. 오른손을 몸 방향 뒤쪽으로 펼쳐 왼손으로 머리를 몸 방향 오른쪽으로 돌린다.

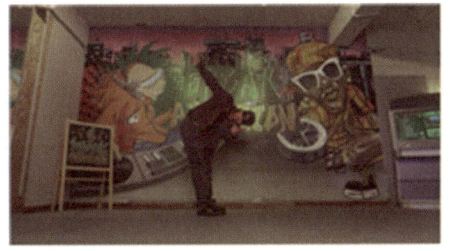

8. 왼손을 몸 방향 오른쪽으로 찔러준다.

Master power combo.02

마스터 파워 콤보. 02

*QR코드를 스캔하시면 동영상이 재생됩니다

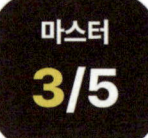

우와! 너무 어렵지만 너는 할 수 있지!?

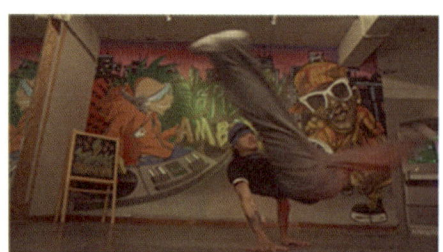

1. 플레이어 투 윈드밀로 시작한다. 이때 원심력을 강하게 만들어준다.

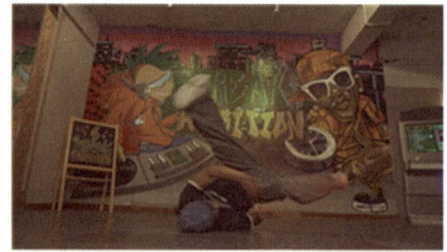

2. 중간에 숄더 스핀을 보여준다. 이때 왼 다리를 하늘로 올려주며 오른 다리를 접어 원심력을 만들어준다. 이후 양손으로 바닥을 밀어 몸을 들어준 뒤 스와이프스를 해준다.

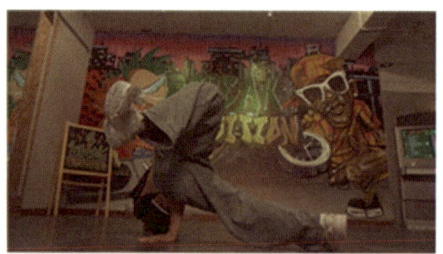

3. 오른 다리를 하늘로 강하게 올려주어 나인틴 투 스와이프스를 해주고 양손으로 바닥을 밀어 다리를 교차하여 먼치밀을 한 뒤 프리즈로 마무리한다.

Pilot to hollow-back fold freeze

파일럿 투 할로우-백 폴드 프리즈   *QR코드를 스캔하시면 동영상이 재생됩니다

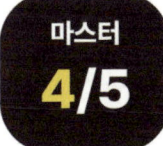

하나씩 확실하게 프리즈를 해나가는 거야!

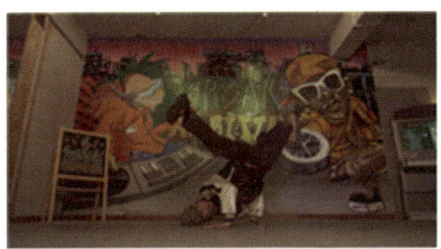

1. 파일럿 나이키 프리즈를 만들어준다.

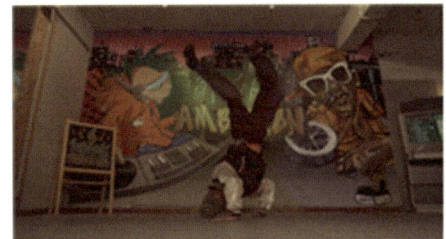

2. 양다리를 하늘을 향해 펼쳐준다. 이때 양손으로 바닥을 밀어 머리를 들고 몸을 들어준다.

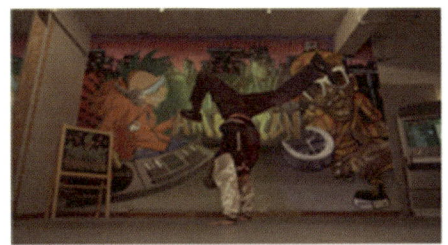

3. 왼손으로 몸의 중심을 이동시켜 오른손을 들고 왼쪽으로 90도 돌려 왼손과 같은 선상에 내려준다. 이때 왼 다리는 몸의 뒤쪽으로 접어주고 오른 다리는 몸의 앞쪽으로 펼쳐준다.

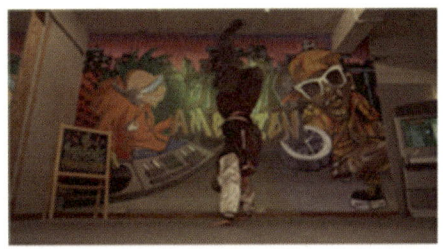

4. 왼 다리를 하늘로 펼쳐주고 오른 다리를 몸의 뒤쪽으로 접어준다. 이때 시선은 몸의 정면을 바라본다.

Pilot to hollow-back fold freeze

파일럿 투 할로우-백 폴드 프리즈

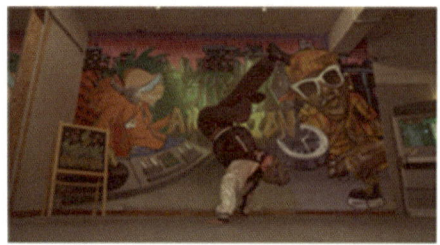

5. 오른 다리를 몸의 앞쪽으로 최대한 기울이며 왼발을 오른 무릎에 올린다. 이때 시선은 하늘을 바라보고 하체의 중심은 뒤로 이동한다.

Tapmill to flare to munchmill

탭밀 투 플레어 투 먼치밀

*QR코드를 스캔하시면 동영상이 재생됩니다

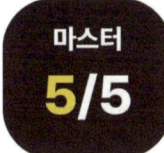

마치 롤러코스터 같아!

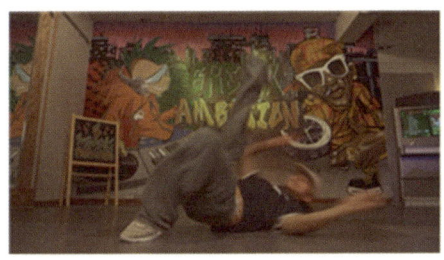

1. 탭밀 투 스와입스로 시작 한다. 이때 상체를 틀어 프리즈를 만들어 준 뒤 스와입스를 해준다.

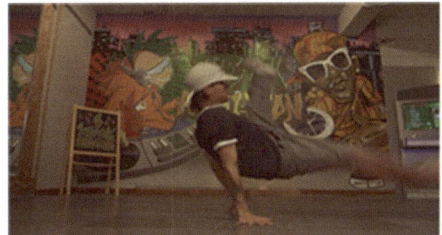

2. 양다리와 골반을 앞으로 내밀어주며 플레어를 해준다. 이때 원심력을 강하게 만들어준다.

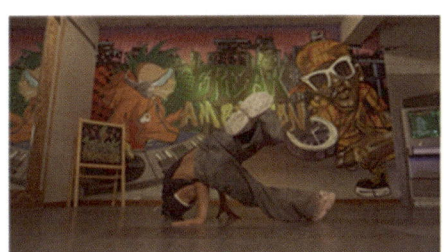

3. 다리를 교차하고 양손으로 바닥을 밀어 원심력을 더해 먼치밀을 한 뒤 마무리 프리즈를 만든다.

L
E
V
E
L

95

공연은 함께 춤추는 법을 배우는 과정 같아요.
서로의 합을 맞추며 음악의 끝을 향해 달려가다 보면
자연스럽게 팀워크가 더 단단해지는 것을 느껴요.
특히 영혼을 담아 춤을 추고 연기를 하게 되면서,
이러한 경험은 혼자 출출 때도 큰 영감을 주는 것 같아요.
가장 기억에 남는 공연은 'line up'쇼케이스였던 것 같아요.
준비 과정이 쉽지 않았지만, 그만큼 값진 경험이었어요.
너무 힘들어서 팔을 들기도 어려웠던 순간도 있었는데,
그런 한계를 뛰어넘고 에너지를 더욱 발산하는 방법을 배웠던 시간이었어요.
단순한 무대를 넘어서, 제 자신을 극복하고 성장하게 만든
특별한 경험으로 남아 있어요.

-JERK-

52block arm style

피프티투 블락 암 스타일

*QR코드를 스캔하시면 동영상이 재생됩니다

마스터 1/5

덜 맞을 수 있겠군!

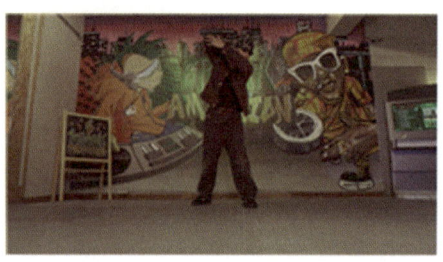

1. 오른 팔꿈치를 몸 방향 앞으로 내밀면서 왼손으로 팔꿈치를 만진다.

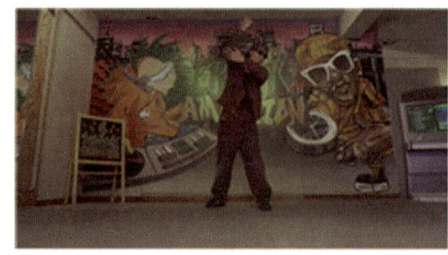

2. 오른 팔꿈치를 고정시키고 오른팔을 위로 90도로 올린다.

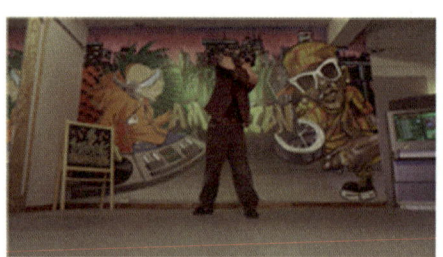

3. 오른팔을 왼팔과 겹치게 내리면서 오른손으로 왼 팔꿈치를 잡는다.

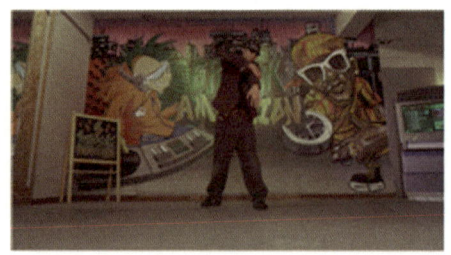

4. 왼 팔꿈치를 고정시키고 왼손을 아래로 90도 내린다.

52block arm style

피프티투 블락 암 스타일

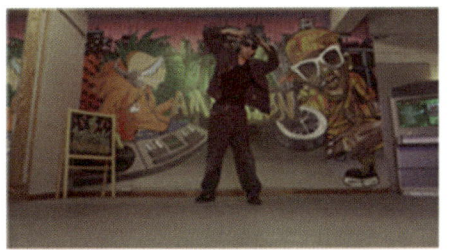

5. 왼팔을 오른팔과 겹치게 올려 양 팔뚝을 떨어지지 않게 맞대며 두 손을 교차하고 양손은 머리 앞쪽을 잡는다. 이때 양 손가락 위치를 머리에 고정시키고 양 팔꿈치를 수평으로 올린다.

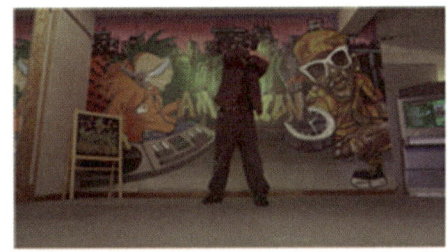

6. 양 팔꿈치를 내려주며 팔뚝끼리 맞대고 오른팔을 왼팔과 겹치게 만든다.

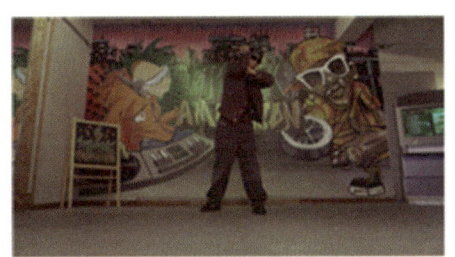

7. 오른손을 들어 왼손과 몸 사이의 공간으로 오른팔을 돌리면서 다시 오른 팔꿈치 안으로 왼손을 감싼다. 이때 오른손 위치는 오른쪽 귀와 같은 선상에 위치한다.

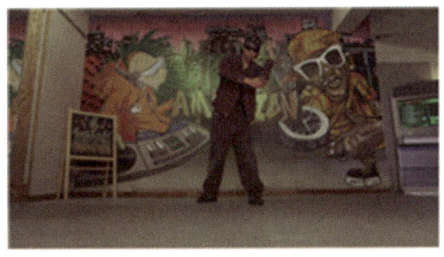

8. 양손을 몸 방향 앞쪽으로 한 바퀴 돌려 오른손으로 왼 팔꿈치를 잡는다.

52block arm style

피프티투 블락 암 스타일

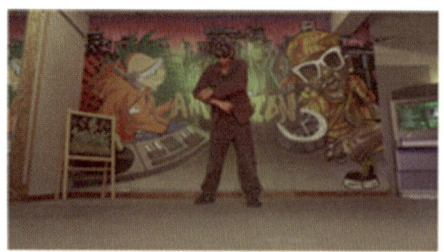

9. 다시 되돌리면서 왼손으로 오른 팔꿈치를 잡고 오른팔을 왼손과 몸 사이의 공간으로 내려 통과한다.

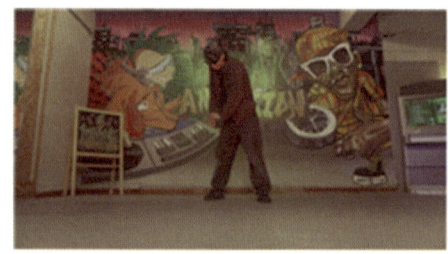

10. 오른팔을 아래로 펼치고 왼손이 잡고 있는 오른 팔꿈치 위치까지 오른 팔을 위로 올린다.

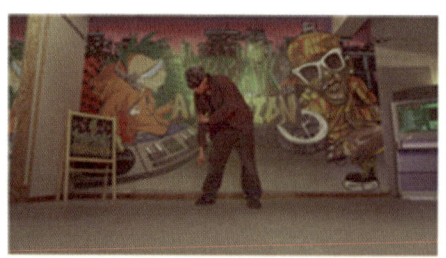

11. 오른팔을 다시 내리면서 총을 장전하듯이 왼손을 오른 팔꿈치로 되돌아오게 한다.

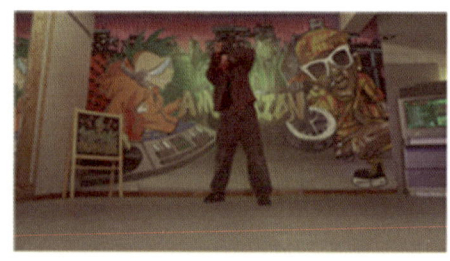

12. 오른팔을 정면으로 들어 올린다.

Master power combo.03

마스터 파워 콤보. 03

*QR코드를 스캔하시면 동영상이 재생됩니다

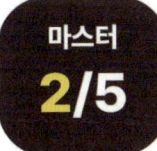

힘든 만큼 성취감은 2배!

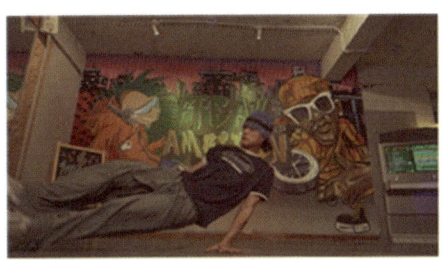

1. 플레어 투 윈드밀을 1자 모양으로 해준다. 이때 골반을 낮게 내려주며 플레어를 한다.

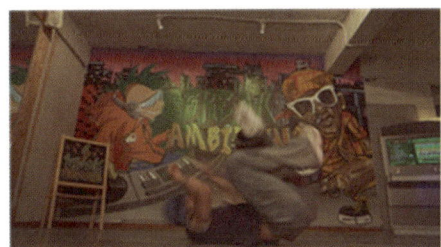

2. 양다리와 골반을 앞으로 내밀어주며 플레어를 한 뒤 양손으로 바닥을 밀어 다리를 교차해 먼치밀을 한다.

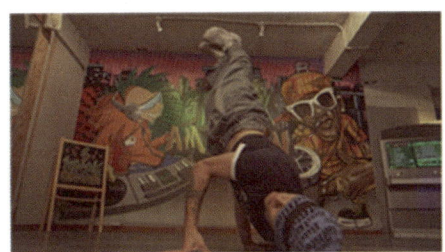

3. 교차한 다리를 풀어 프리즈를 잡고 스와입스 투 탭밀을 해준 뒤 마무리로 프리즈로 한다. 이때 탭밀은 상체를 먼저 내려주고 다리를 돌려준다.

Random CC

랜덤 씨씨 *QR코드를 스캔하시면 동영상이 재생됩니다

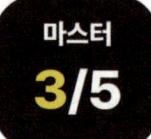

머리를 몇 번 터치했는지 맞춰봐!

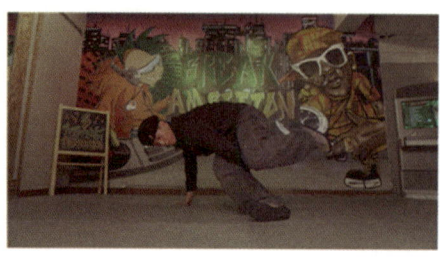

1. 다리 사이로 손을 짚으며 CC를 해준다.

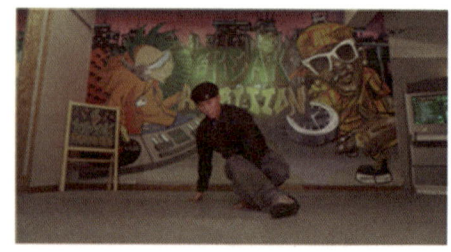

2. 왼발을 다시 내려놓는다.

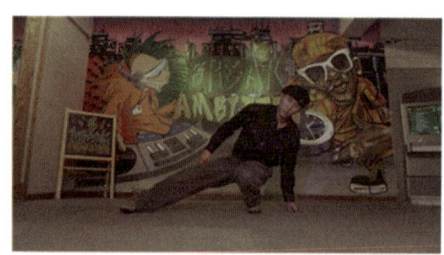

3. 오른손을 떼고 왼손을 짚으며 오른 다리는 오른쪽 대각선 방향으로 보내준다.

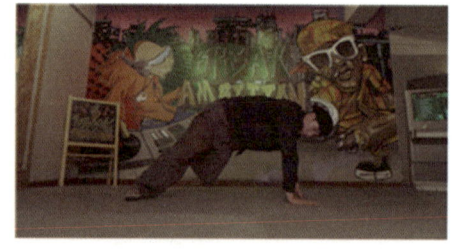

4. 오른손을 왼손 옆에 짚으며 왼발을 대각선 뒤로 들어준다.

Random CC

랜덤 씨씨

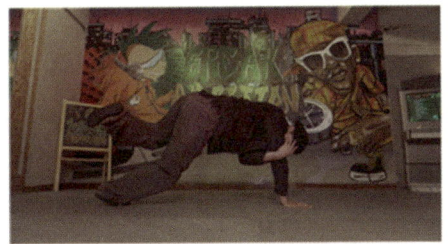

5. 왼 다리를 몸의 왼쪽 방향으로 돌려주면서 왼손으로 오른팔을 감아 머리를 잡아준다.

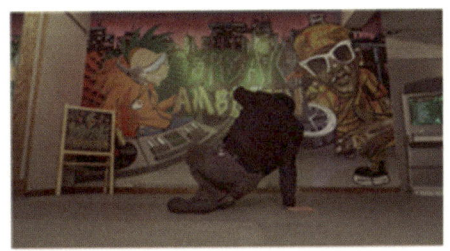

6. 왼손을 풀어주면서 왼발목을 오른 다리 무릎 뒤에 걸어서 내려준다.

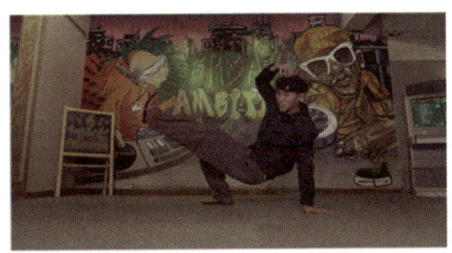

7. 오른발을 왼발 옆에 짚어주고 왼발은 펴서 60도 높이로 들어준다.

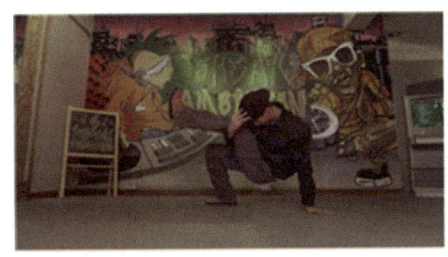

8. 오른팔로 왼 다리를 감아 머리를 잡아준다. 그다음에 팔을 풀어주고 왼발을 오른발 옆에 놓으며 식스 스텝 앞 자세를 잡아준다.

Shoulder to air freeze

숄더 투 에어 프리즈   *QR코드를 스캔하시면 동영상이 재생됩니다

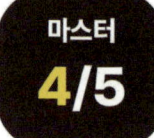

새싹이 나무가 되듯이!

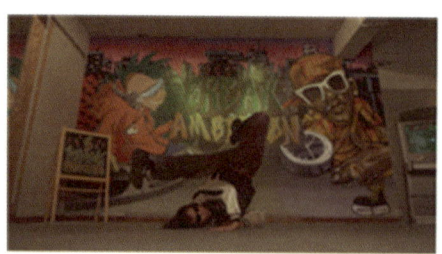

1. 숄더 나이키 프리즈를 만들어준다.

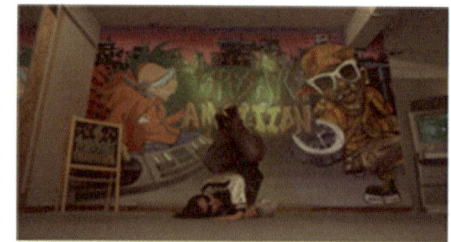

2. 양다리를 몸 쪽으로 접어준다.

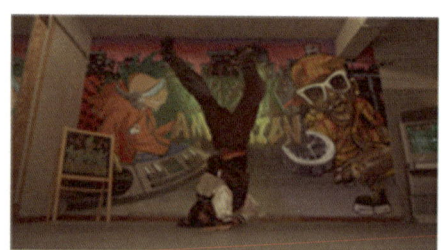

3. 양다리를 하늘 방향으로 펼쳐준다. 이때 양팔로 바닥을 밀어주며 머리를 들고 몸을 들어준다.

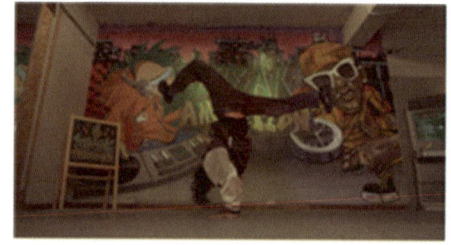

4. 오른손을 들어준 뒤 오른 손목을 오른쪽으로 돌려 왼손과 같은 선상의 바닥에 내려준다. 이때 왼 다리를 몸의 뒤쪽으로 접어주고 오른 다리를 몸의 앞쪽으로 펼쳐준다.

Shoulder to air freeze

숄더 투 에어 프리즈

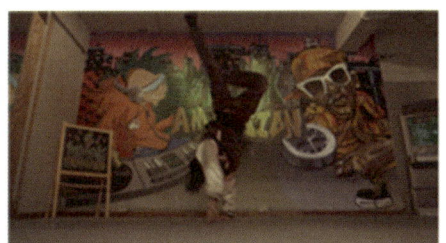 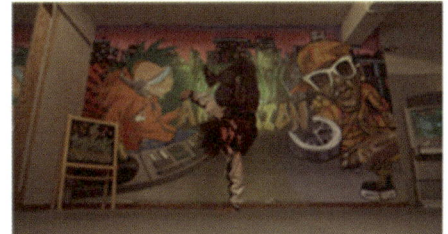

5. 오른 다리를 몸의 뒤쪽으로 접고 왼 다리를 위쪽 45도 방향으로 펼친다. 이때 왼손으로 바닥을 밀어 몸의 중심을 오른손으로 이동한다.

6. 몸의 중심을 완전히 오른손으로 이동시켜 왼 다리를 몸의 왼쪽 방향으로 최대한 기울인다. 이때 왼손을 들어 접어준다.

Tapmill to rainbow to swipes to 2000

탭밀 투 레인보우 투 스와입스 투 투틴　　*QR코드를 스캔하시면 동영상이 재생됩니다

마스터 5/5　　이걸 한다면 당신은 레인보우 마스터!

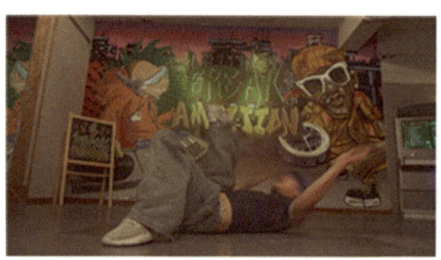

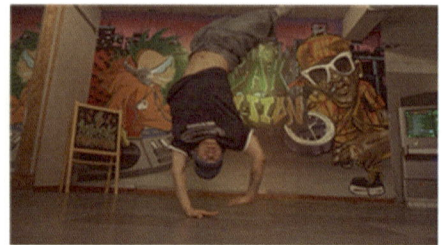

1. 탭밀로 시작한다. 이후 상체를 틀어 프리즈를 만든 뒤 스와입스를 하듯 왼발을 내려놓는다.

2. 상체를 열어주며 점프하여 레인보우를 해준다. 이때 원심력을 이용하여 몸을 돌려 오른손을 짚어준다.

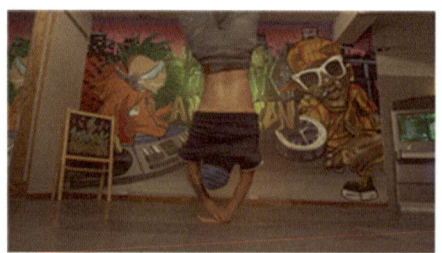

3. 왼발을 바닥에 내려놓고 오른 다리를 하늘로 강하게 올려주어 스와입스를 해준다. 양다리를 하늘로 올려 물구나무를 해준 뒤 오른손으로 바닥을 밀어 몸의 중심을 왼손으로 이동해 온몸을 한번에 틀어 2000으로 마무리 한다.

L
E
V
E
L

96

> 2024년 일본이었어요.
> 해외에서 참가한 두 번의 대회였죠,
> 2018년 프랑스 초청 배틀 이후
> 오랜만에 나선 해외 무대였는데,
> 프랑스에서는 긴장한 탓에
> 8강에서 아쉽게 패배했지만,
> 2024년 오사카에서는 크루 배틀에서 우승하고,
> 풋워크 개인 배틀에서는 준우승을 차지했죠.
> 첫 우승과 개인 타이틀을 모두 일본에서 얻었다는 점에서
> 더욱 의미 있는 경험으로 남아 있어요.
>
> -TAZAKI-

Flare to elbow air flare to munchmill

플레어 투 엘보우 에어 플레어 투 먼치밀　　*QR코드를 스캔하시면 동영상이 재생됩니다

마스터 1/5　　파워 무브 할 때는 꼭 스트레칭 필수!

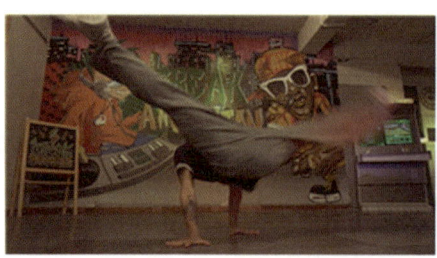

1. 플레어로 시작한다. 이때 왼 다리를 왼쪽 하늘로 강하게 올려준다.

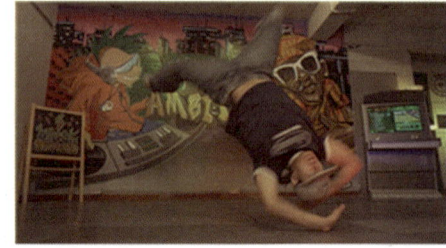

2. 양다리를 하늘로 올려주며 상체를 숙여 몸의 중심을 왼쪽으로 이동시킨 뒤 왼 팔꿈치를 내려 엘보우 에어 플레어를 해준다.

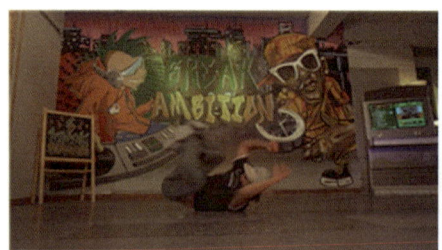

3. 양손으로 바닥을 밀어 원심력을 만들어 주며 왼발을 바닥에 내려놓고 양다리를 돌려주며 교차하여 바로 먼치밀로 이어간다.

Jump 6step

점프 식스 스텝   *QR코드를 스캔하시면 동영상이 재생됩니다

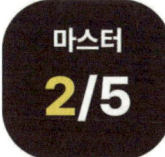

점프하다가 안 넘어지게 조심해!

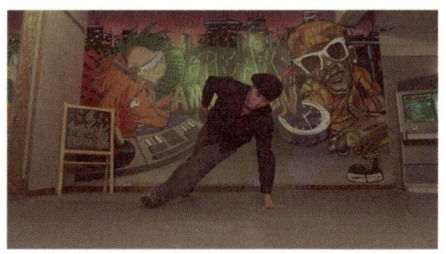

1. 식스 스텝 뒤 자세에서 왼 다리를 펴주며 왼손과 일직선상에 놓는다.

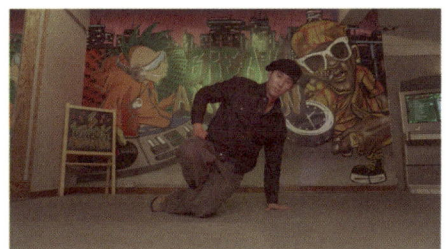

2. 오른발을 왼쪽 무릎 뒤에 걸어준다.

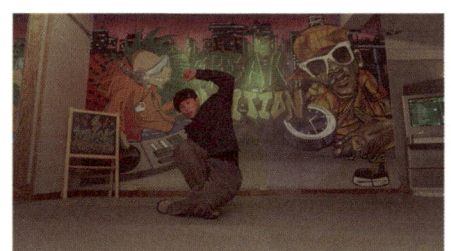

3. 왼손을 떼고 오른손을 짚어준다.

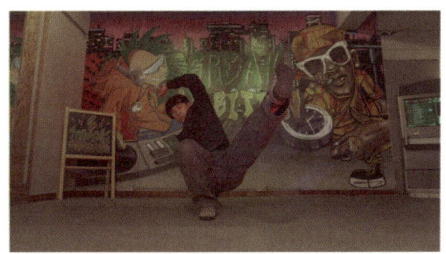

4. 왼 다리를 펴서 몸의 왼쪽 시계 방향으로 돌려준다.

Jump 6step

점프 식스 스텝

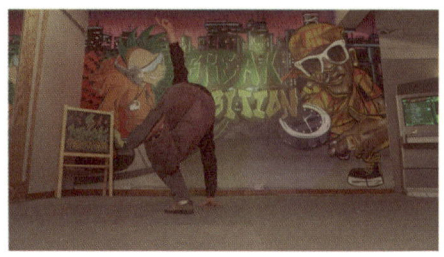

5. 오른발을 점프하면서 왼발을 오른손에 가깝게 착지해 준다.

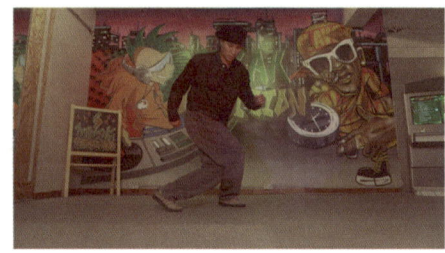

6. 오른발을 뒤쪽 25도 정도로 뻗어주고 몸을 오른쪽으로 틀면서 왼쪽 무릎 앞에 오른 다리를 걸어준다.

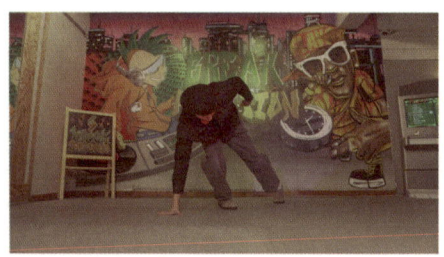

7. 오른손을 오른발 옆에 짚어주면서 왼발을 왼쪽 뒤 대각선 방향으로 뻗어준다.

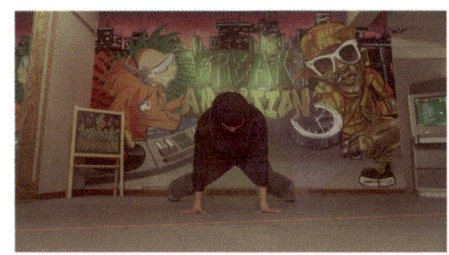

8. 왼손을 짚고 오른 다리도 들어오면서 식스 스텝 뒤 자세를 잡아준다.

Master power combo.04

마스터 파워 콤보.04

*QR코드를 스캔하시면 동영상이 재생됩니다

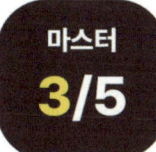

자켓이나 져지를 입고 하는 걸 추천!

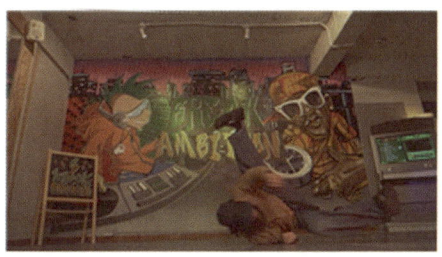

1. 숄더 스핀을 한다. 이때 왼 다리를 하늘에 고정시켜 준다.

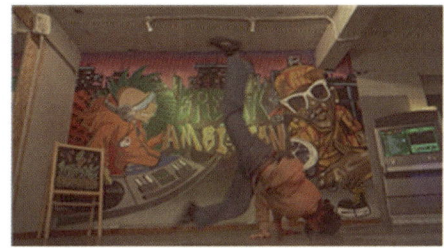

2. 양다리를 하늘로 올려주며 머리를 원심력 방향으로 끌어주고 오른쪽 어깨로 바닥을 밀어 숄더 헤일로우를 한다.

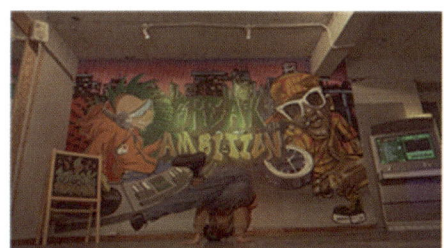

3. 프리즈를 잡아주고 다시 한번 양 다리를 하늘로 올려주며 원심력 방향으로 머리를 끌고 오른팔로 바닥을 밀어 헤일로우를 한 뒤 마무리로 건 프리즈를 잡는다.

Pilot to elbow to air freeze

파일럿 투 엘보우 투 에어 프리즈

*QR코드를 스캔하시면 동영상이 재생됩니다

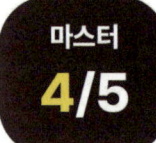

국민 프리즈 콤보!

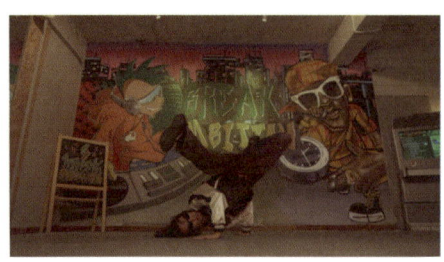

1. 베이비 나이키 프리즈를 만들어준다.

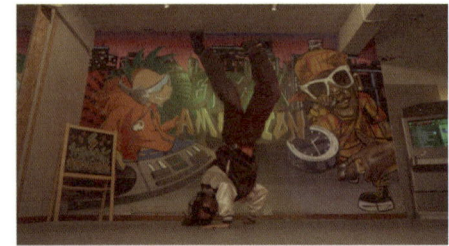

2. 양다리를 하늘로 향해 펼쳐준다. 이때 양손으로 몸을 들어준다.

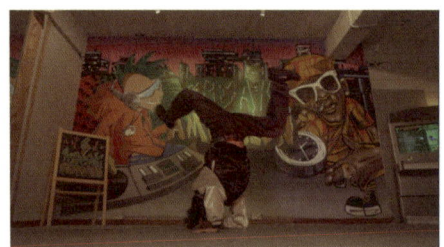

3. 오른손을 들어 오른 팔꿈치를 왼손과 동일선상의 바닥에 내려준다. 이때 왼 다리는 몸의 뒤쪽, 오른 다리는 몸 앞쪽으로 접는다.

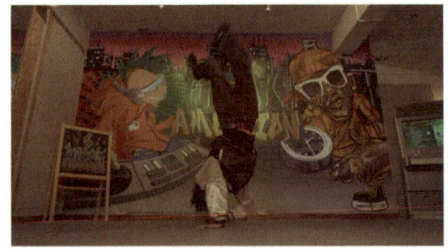

4. 양다리를 하늘로 향해 펼치면서 양손으로 몸을 들어준다. 이때 오른팔을 들고 오른손을 왼손과 동일 선상의 바닥에 내려준다.

Pilot to elbow to air freeze

파일럿 투 엘보우 투 에어 프리즈

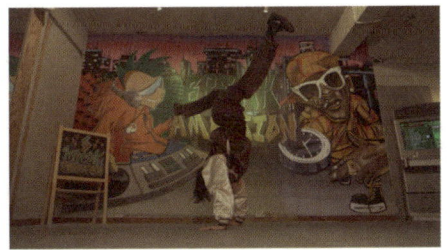

5. 양팔을 펴주고 오른 다리를 몸의 뒤쪽, 왼 다리는 몸의 앞쪽으로 접는다.

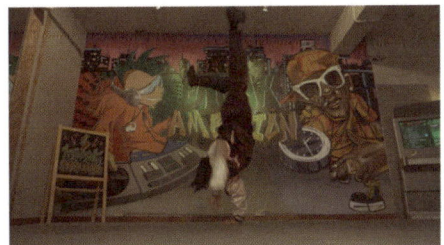

6. 왼 다리를 위쪽 45도로 펼쳐 몸의 중심을 오른손으로 이동한다.

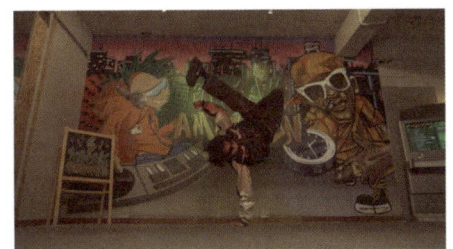

7. 왼 다리를 몸의 왼쪽으로 최대한 기울이고 왼손을 들어 접어준다.

Reverse tap drop

리버스 탭 드랍

*QR코드를 스캔하시면 동영상이 재생됩니다

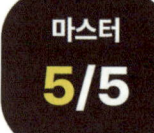

파도의 옆면을 본 적이 있어?

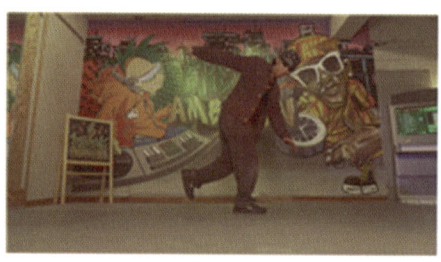

1. 힙 앤 트위스트 마지막 자세를 잡는다.

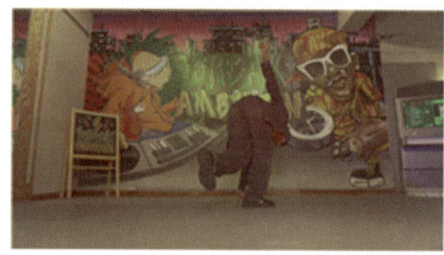

2. 상체를 왼쪽 대각선으로 틀면서 숙여 왼손을 몸 방향 뒤쪽 바닥에 짚는다. 이때 오른 다리를 굽힌다.

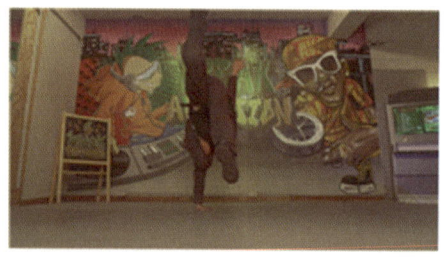

3. 오른 다리를 펴면서 점프를 하며 왼 다리를 위로 접어 올린다. 이때 왼손은 땅을 짚고 위쪽으로 밀어준다.

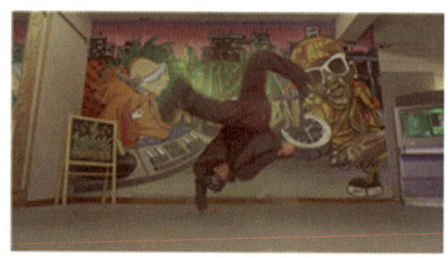

4. 머리가 왼팔 안으로 들어가면서 왼 다리는 왼쪽으로, 오른 다리는 오른쪽 위로 보낸다.

Reverse tap drop

리버스 탭 드랍

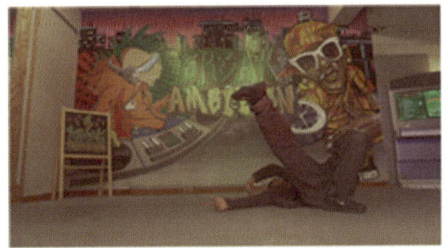

5. 왼발이 먼저 바닥에 떨어지면서 오른 다리를 위로 든다. 이때 왼손이 왼쪽 귀 쪽에 있어 왼발로 골반을 들면서 왼손에 공간으로 머리를 넣으면서 손을 왼쪽으로 밀어준다.

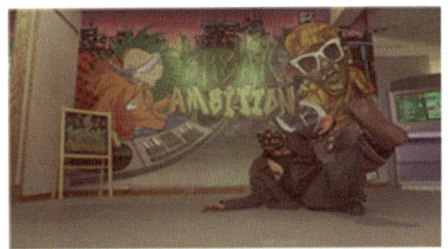

6. 반동으로 상체를 들어 올린다. 이때 오른 다리를 펼치고 왼 다리를 접는다.

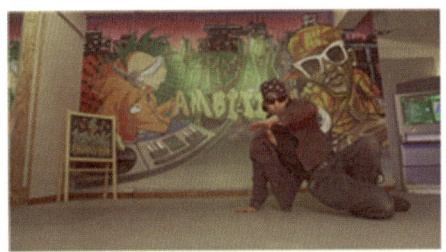

7. 오른 다리를 접고 상체를 오른손으로 지탱하면서 식스 스텝 5번 자세를 잡는다.

LEVEL

97

내가 좋아하는 것을 다른 사람들도 함께 좋아해 줄 때,
내가 좋아하는 사람들과 함께 좋아하는 것을 할 수 있는 순간들이 찾아올 때,
그 자체가 너무나도 큰 기쁨이에요.
지금까지 열심히 노력해온 것들이 드디어 빛을 발하고,
뒤돌아보며 "내가 이만큼 성장했구나"라고 느낄 때,
그리고 앞으로도 함께 좋아하는 것을 하며
살아갈 사람들이 곁에 있다는 사실을 깨달을 때,
이런 사소한 순간들이 저에게는 가장 큰 행복이자,
앞으로 나아갈 수 있는 힘이 돼요.
이 순간들이 쌓여 저의 인생을 더욱 의미 있게 만들어 주는 것 같아요.

-SOAR-

Air flare to swipes to 1990

에어 플레어 투 스와입스 투 나인틴

*QR코드를 스캔하시면 동영상이 재생됩니다

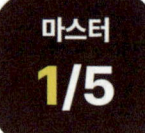

내가 잘한다고 생각했을 때 다칠 수 있으니 집중!

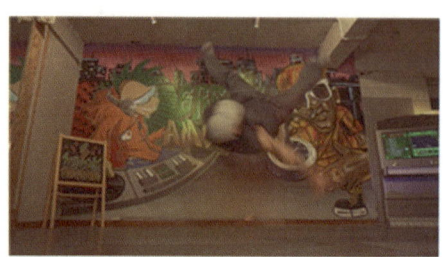

1. 에어 플레어로 시작한다. 이때 몸의 중심을 왼쪽으로 이동한다.

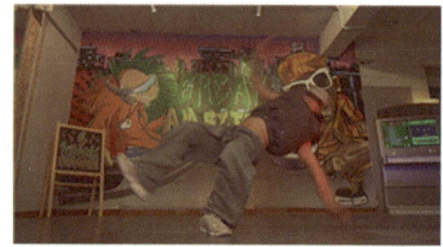

2. 왼 다리를 앞으로 내밀어 주며 상체를 열어주고 왼발을 바닥에 내려놓으며 오른 다리를 하늘로 힘껏 올려주며 스와입스를 한다.

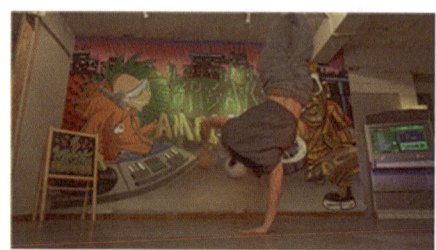

3. 양손으로 바닥을 짚어 양다리를 하늘로 올려 물구나무를 만들어준다. 이후 오른손으로 바닥을 밀어 몸의 중심을 왼손으로 이동시켜 1990으로 마무리한다.

Controller

컨트롤러

*QR코드를 스캔하시면 동영상이 재생됩니다

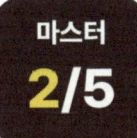

바닥에 게임기가 있듯이 생각하고 해보자!

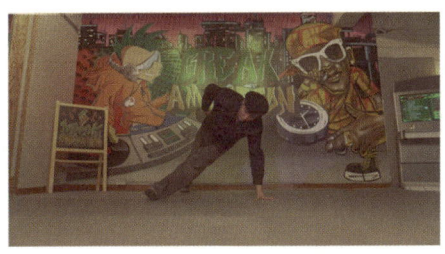

1. 식스 스텝 뒤 자세에서 왼발을 펴서 왼손과 일직선상에 짚어준다.

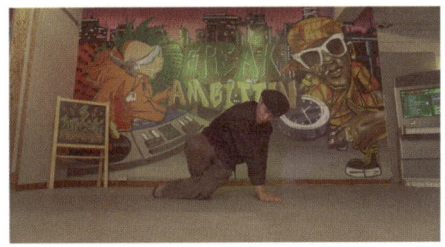

2. 오른발을 왼 다리 뒤에 걸어주면서 오른손도 왼손 앞에 짚어준다.

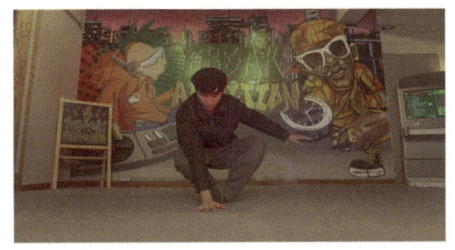

3. 왼손과 오른 다리 위치를 서로 교차시키고 이때 왼쪽 팔꿈치와 오른쪽 무릎이 맞닿아 같이 이동한다.

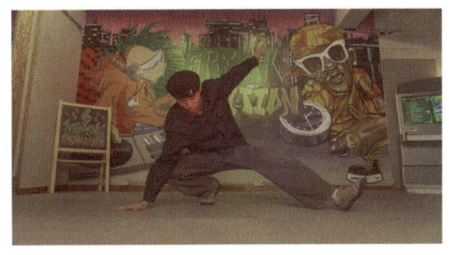

4. 완전히 위치가 바뀌었을 때 멈춰준다.

Controller

컨트롤러

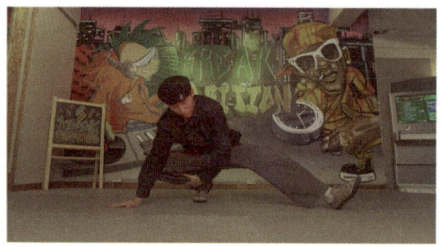

5. 왼손으로 오른발 발목을 잡아준다.

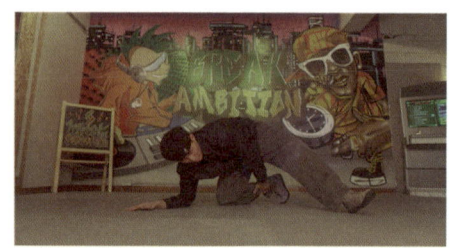

6. 왼손으로 오른발 발목을 잡고 왼쪽 대각선 뒤쪽 방향으로 당겨주면서 오른 무릎과 오른팔 팔꿈치를 동시에 바닥으로 내려놓는다.

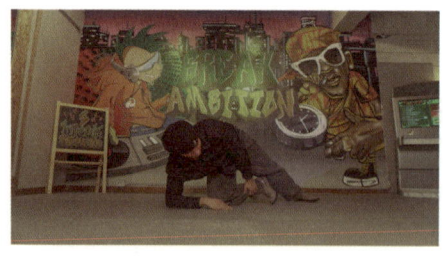

7. 오른쪽 팔꿈치를 중심으로 오른손을 반시계 방향으로 반 바퀴 돌려준다. 동시에 왼발도 왼쪽 대각선 뒤로 이동시킨다.

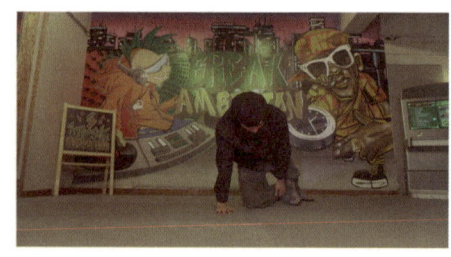

8. 오른팔 팔꿈치를 들어 세워준다.

Controller

컨트롤러

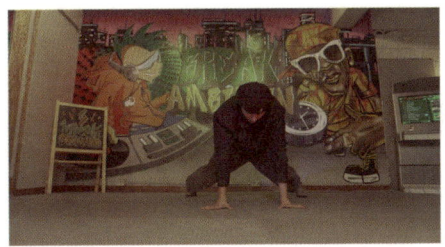

9. 왼손을 오른손 옆에 짚고 오른다리가 들어오면서 식스 스텝 뒤 자세를 잡아준다.

Head to hollow back to bridge freeze

헤드 투 할로우 백 투 브릿지 프리즈   *QR코드를 스캔하시면 동영상이 재생됩니다

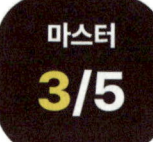

프리즈가 잘 잡히면 기분이 좋거든요.

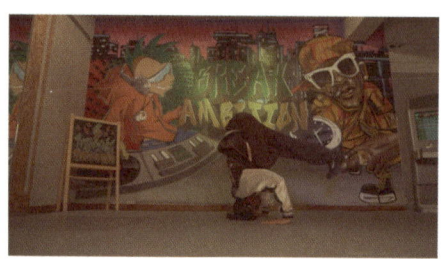

1. 헤드 건 프리즈를 만들어준다.

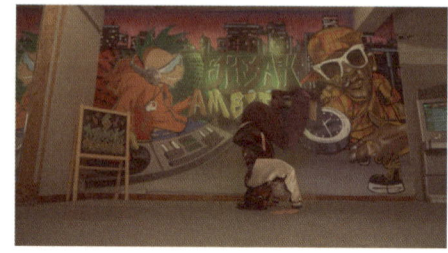

2. 양다리를 몸 쪽으로 접어준다.

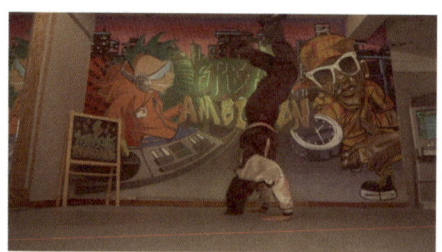

3. 양다리를 하늘을 향해 펼쳐준다. 이때 양손으로 바닥을 밀어 머리를 들고 몸을 들어준다.

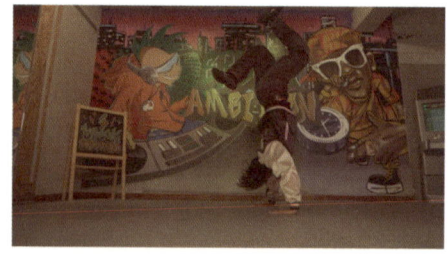

4. 양팔을 곧게 펴서 몸을 들어준다. 이때 오른 다리는 몸의 뒤쪽으로 접고 왼 다리는 몸의 앞쪽으로 접어준다.

Head to hollow back to bridge freeze

헤드 투 할로우 백 투 브릿지 프리즈

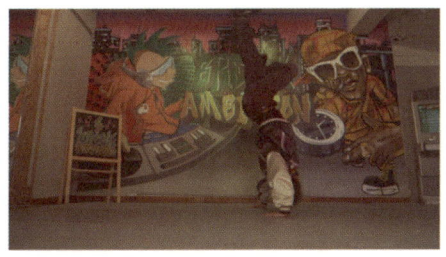

5. 시선을 바닥에서 몸의 정면으로 이동하고 오른 다리를 하늘을 향해 펼쳐주고 왼발을 오른 무릎에 올려준다.

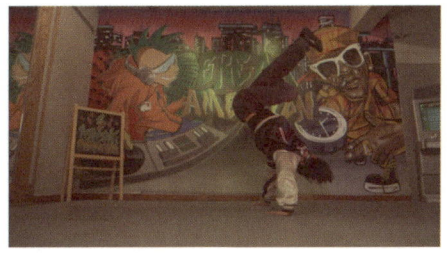

6. 오른 다리를 몸의 정면으로 최대한 기울인다. 이때 시선은 하늘로 향하고 하체의 중심을 몸의 뒤로 이동한다.

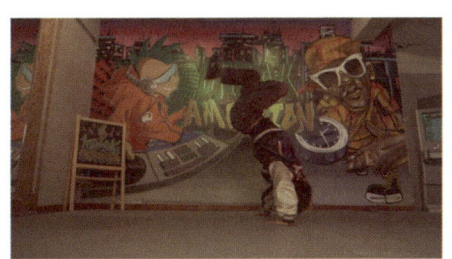

7. 오른 다리를 몸의 뒤쪽으로 접어준다.

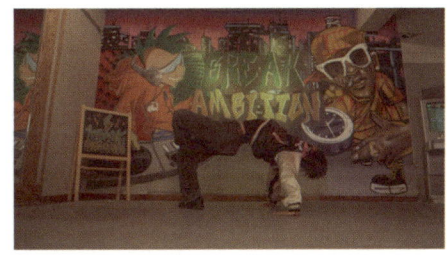

8. 몸을 펼쳐주며 오른발을 몸의 뒤쪽 바닥에 내려놓는다. 이때 몸의 중심을 양손에서 양손과 오른발로 이동한다.

Master power combo.05

마스터 파워 콤보.05

*QR코드를 스캔하시면 동영상이 재생됩니다

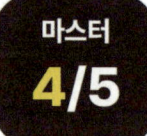

이 정도 할 줄 알면 어디 가서 꿀리지 않을 거야!

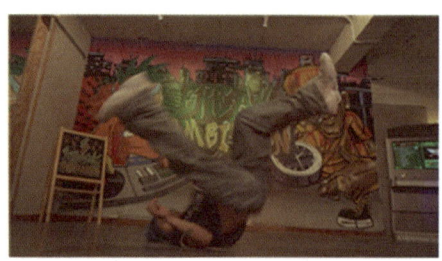

1. 탭밀로 시작 한다. 이후 상체를 틀어 프리즈를 잡아준 뒤 왼발, 오른발 순으로 바닥에 내려놓으면서 왼팔로 바닥을 밀어 몸을 들어준다.

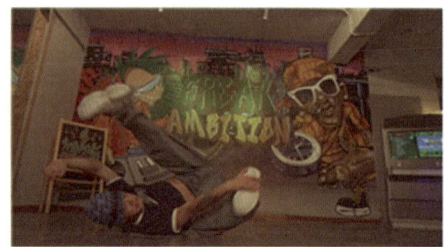

2. 왼발을 하늘로 올려주며 오른손을 바닥에 내려준다. 이후 오른 다리로 바닥을 밀어주며 에어트랙 투 윈드밀을 해준다. 이때 윈드밀을 다리잡아 한다.

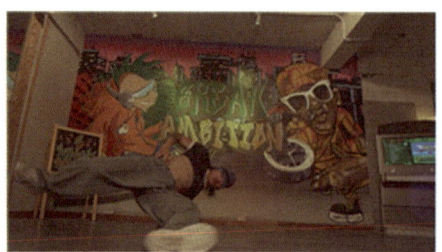

3. 발을 잡았던 손을 놓고 반동을 준다. 이후 마무리로 원 핸드 파일럿 프리즈를 한다.

Shake shake arm style

쉐이크 쉐이크 암 스타일

*QR코드를 스캔하시면 동영상이 재생됩니다

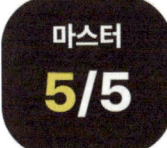

속도보다는 정확도가 중요해!

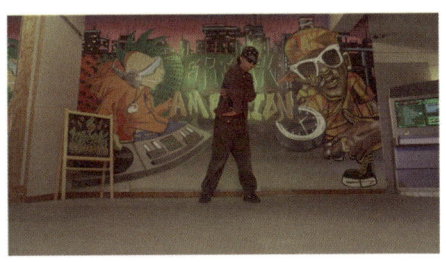

1. 상체를 왼쪽으로 틀면서 오른팔 공간 안에 왼손을 넣는다.

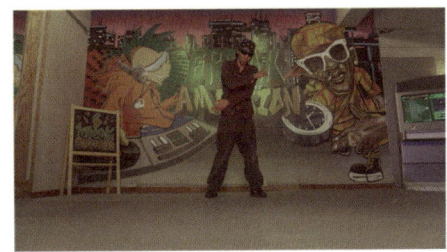

2. 오른손은 위로, 왼손은 아래로 시계 방향으로 돌리면서 팔꿈치를 최대한 상체에 붙여서 한 바퀴를 돌린다.

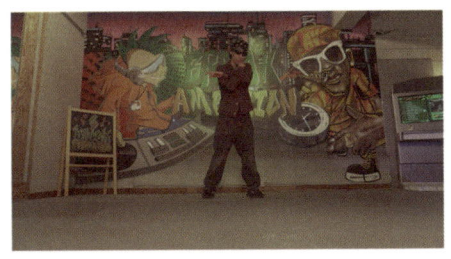

3. 왼팔을 오른 팔꿈치 안으로 감싸면서 오른손은 턱을 잡는다.

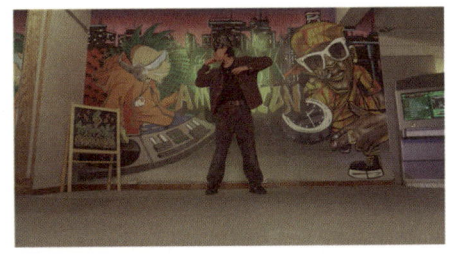

4. 오른손을 오른쪽으로 이동하면서 시선도 같이 보낸다. 이때 왼손을 고정시킨다.

Shake shake arm style

쉐이크 쉐이크 암 스타일

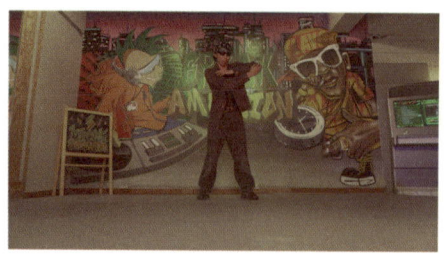

5. 오른손을 풀면서 오른손으로 왼 팔꿈치를 잡는다.

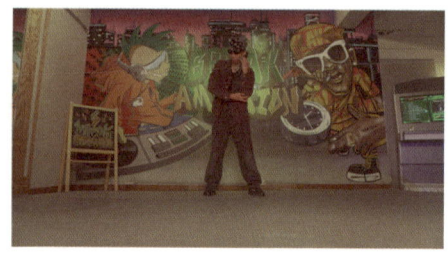

6. 오른손으로 왼 팔꿈치를 내린다. 이때 왼손 위치는 고정시킨다.

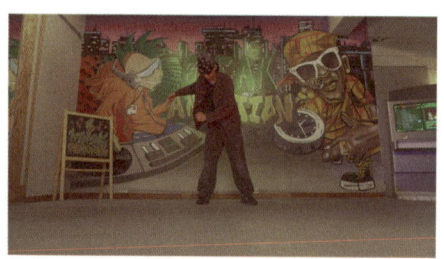

7. 오른손을 풀면서 왼손을 오른쪽 방면으로 허리 위치까지 내린다. 이때 왼 팔꿈치 위치를 고정시킨다.

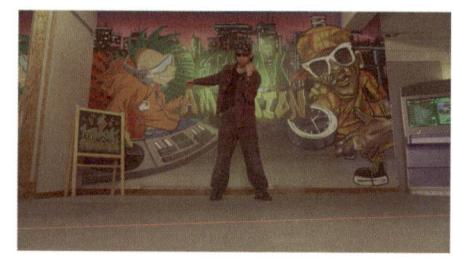

8. 다시 계단처럼 왼쪽 방면으로 왼손을 어깨 위치까지 올린다. 이때 왼 팔꿈치 위치를 고정시킨다.

Shake shake arm style

쉐이크 쉐이크 암 스타일

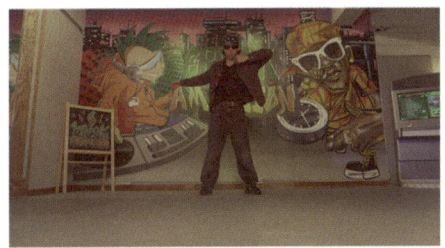

9. 왼 팔꿈치를 왼쪽 방면으로 어깨 위치까지 올린다. 이때 왼손 위치는 고정시킨다.

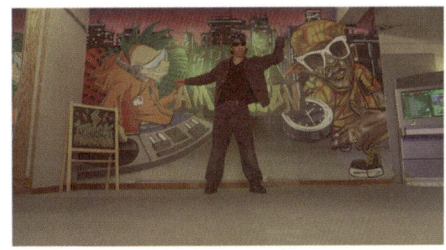

10. 왼손을 왼쪽 방면으로 머리 위치까지 올린다. 이때 왼 팔꿈치 위치를 고정시킨다.

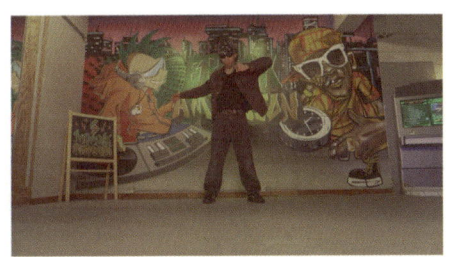

11. 왼손을 오른쪽 방면으로 어깨 위치까지 내린다. 이때 왼 팔꿈치 위치를 고정시킨다.

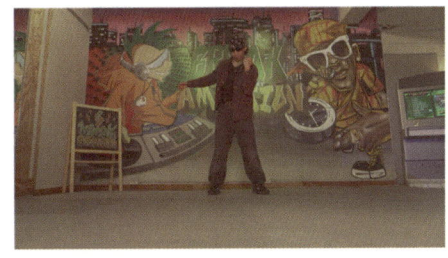

12. 왼 팔꿈치를 왼쪽 방면으로 허리 위치까지 내린다. 이때 왼손 위치를 고정시킨다.

Shake shake arm style

쉐이크 쉐이크 암 스타일

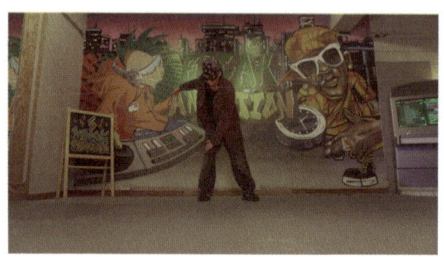

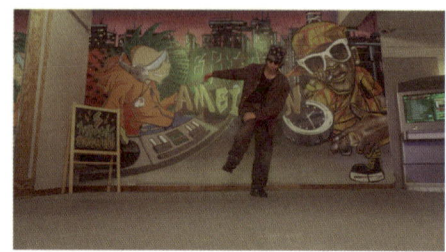

13. 왼손을 오른쪽 방면으로 내리면서 오른 무릎을 잡는다.

14. 오른 무릎을 왼쪽 방면으로 접으면서 돌린다.

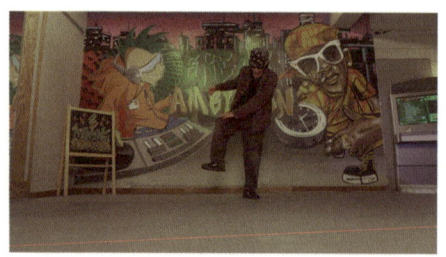

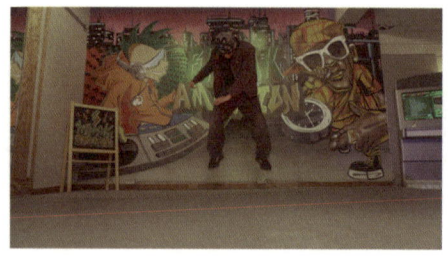

15. 오른 무릎을 왼쪽 방면으로 허리 위치까지 들어서 돌린다.

16. 바닥에 오른 다리를 내리면서 점프한다.

L
E
V
E
L

98

춤을 출 때 가장 힘든 순간은 다쳤을 때예요.
그때는 아무것도 할 수 없는 무력함을 느끼게 되죠.
몸이 원하는 대로 움직이지 않으니,
그동안 쌓아온 노력과 열정이
한순간에 무너지는 것 같은 기분이 들어요.
이러한 경험은 정말 힘들지만,
그만큼 다시 일어설 수 있는 힘을 주기도 해요.

-KURO-

3hook spin

쓰리 후크 스핀

*QR코드를 스캔하시면 동영상이 재생됩니다

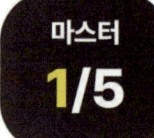

마치 후크 페스티벌 온 거 같아!

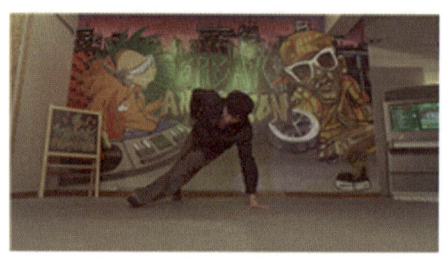

1. 식스 스텝 뒤 자세에서 왼발을 펴서 왼손과 일직선상에 짚어준다.

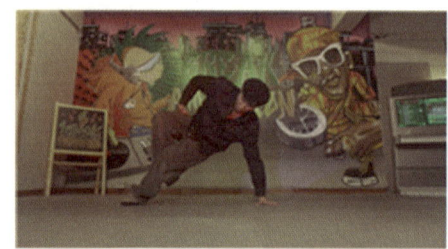

2. 오른쪽 발목을 왼 다리 뒤에 걸어준다.

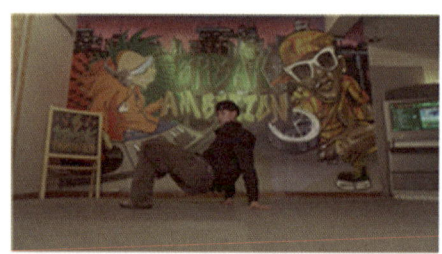

3. 오른손을 몸의 오른쪽에 짚어준다.

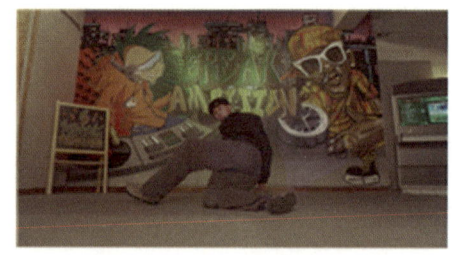

4. 왼손을 떼면서 오른발을 몸의 왼쪽 대각선 뒤로 쭉 펴준다.

3hook spin

쓰리 후크 스핀

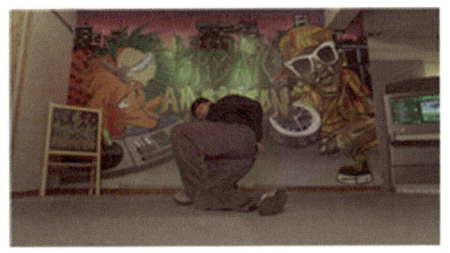

5. 왼 다리를 오른 무릎 위에 걸어준다.

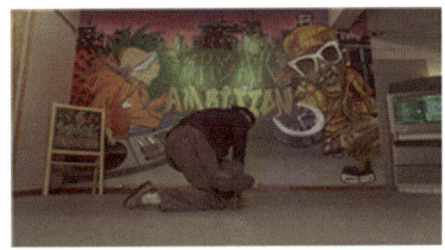

6. 왼손을 짚고 오른쪽으로 돌아준다.

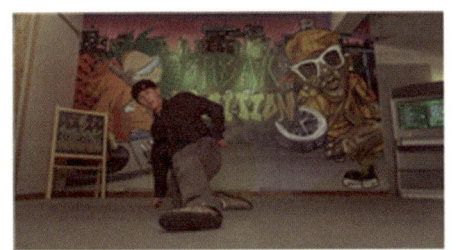

7. 오른쪽 방향으로 돌면서 오른손을 오른쪽에 짚고 왼발은 정면으로 뻗어준다.

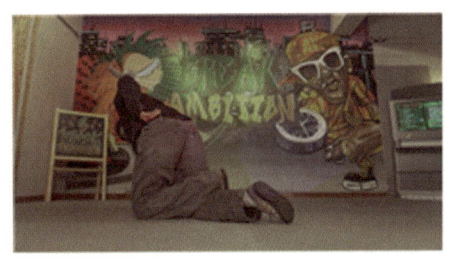

8. 왼쪽 무릎도 바닥에 내려놓고 왼쪽 발을 오른쪽 무릎 뒤에 걸어준다.

3hook spin

쓰리 후크 스핀

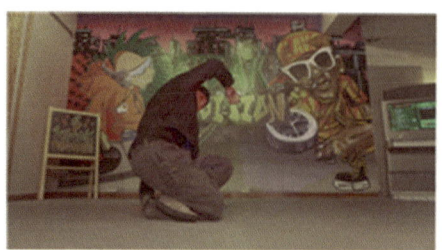

9. 왼손을 짚고 오른손을 떼면서 오른 무릎 중심으로 발을 시계방향으로 반 바퀴 돌려준다.

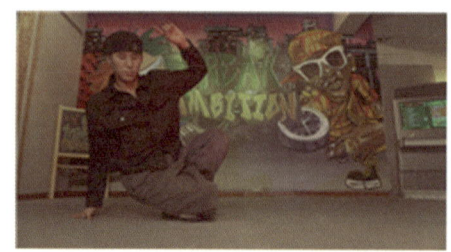

10. 다시 정면을 바라보며 왼손을 떼고 오른손을 짚어준다.

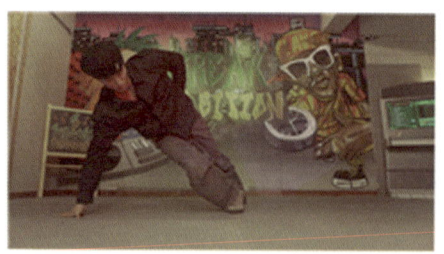

11. 왼발을 뒤로 짚어준다.

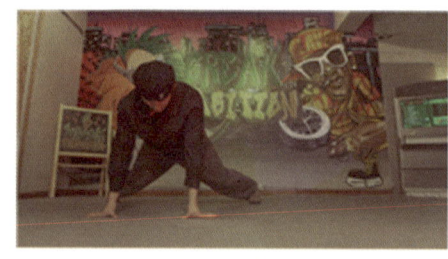

12. 왼손을 짚고 오른발도 들어오면서 식스 스텝 뒤 자세를 만들어준다.

Clockwork slingshot arm style

클락워크 슬링샷 암 스타일   *QR코드를 스캔하시면 동영상이 재생됩니다

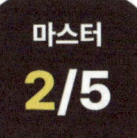

태엽으로 감아서 새총 쏘는 장난감 같아!

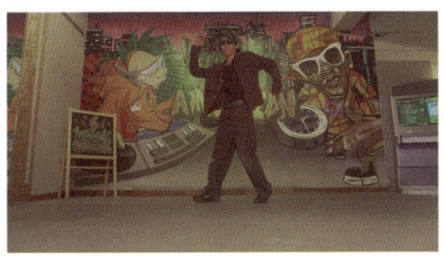

1. 양팔을 접으며 오른손은 머리에, 왼손은 허리 위치에 고정시킨다. 이때 상체는 오른쪽으로 튼다.

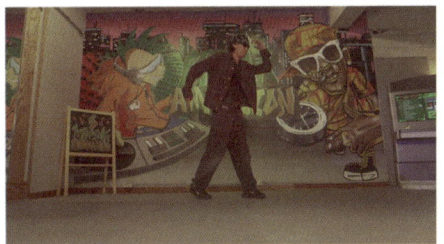

2. 왼손은 올리고 오른손은 내린다. 이때 왼손은 머리에 오른손은 허리 위치에 고정시키고 상체를 왼쪽으로 튼다.

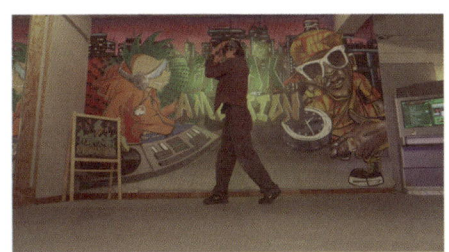

3. 상체를 오른쪽으로 틀면서 왼손으로 머리를 잡아 생긴 공간에 오른손을 넣는다.

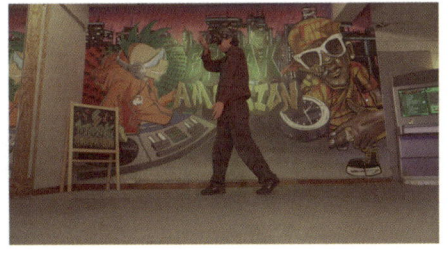

4. 왼팔을 상체 앞쪽에서 뒤쪽으로 내리면서 한 바퀴를 돌린다. 이때 오른손목은 왼팔보다 2배 빠르게 돌려준다.

Clockwork slingshot arm style

클락워크 슬링샷 암 스타일

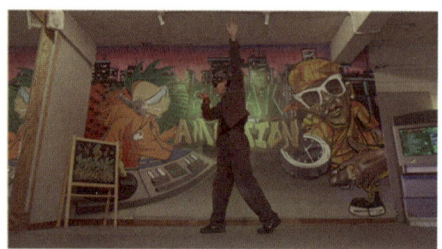

5. 오른 손목을 돌리면서 같이 왼팔을 한 바퀴를 돌린다.

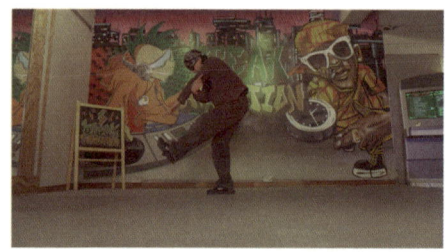

6. 한 바퀴 돌리고 오른손이 왼팔 밑에 위치하고 상체를 내리면서 왼 다리를 들어준다. 이때 계속 오른쪽 손목을 돌린다.

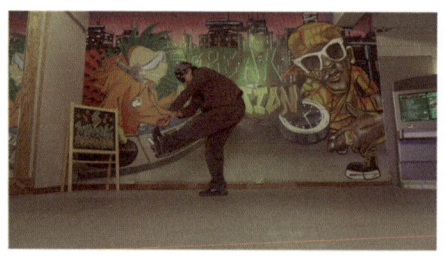

7. 오른손은 왼팔을 타고 왼쪽 대각선으로 돌리면서 내려준다. 이때 왼손까지 오른손이 돌려 내려가면 왼발을 잡는다.

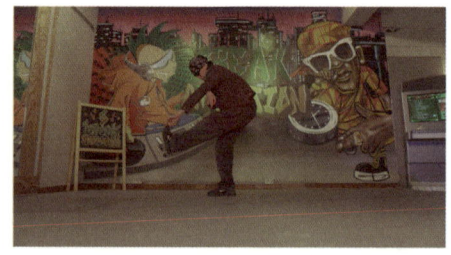

8. 발을 잡은 상태에서 오른 손목을 반대로 돌리며 상체 쪽으로 올린다.

Clockwork slingshot arm style

클락워크 슬링샷 암 스타일

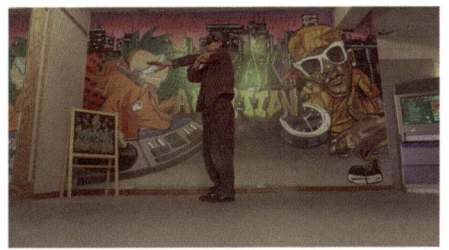

9. 오른손이 상체 쪽으로 올라가면 상체를 올리면서 왼 다리를 내린다.

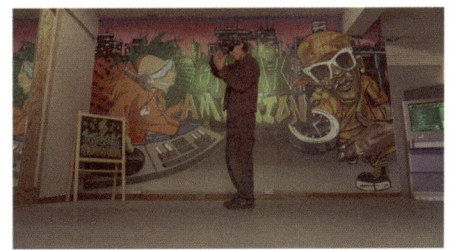

10. 오른손 위치를 머리 쪽에 고정시키고 오른팔을 풀면서 왼손 밑을 감싼다.

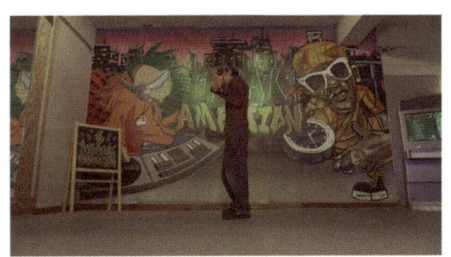

11. 왼손 위치를 머리 쪽에 고정시키고 오른손을 돌리면서 뒤로 보낸다.

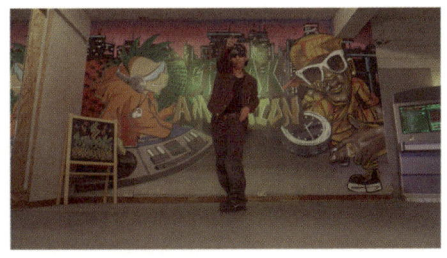

12. 오른손이 고정되어 있는 왼손을 지나치면서 지목한다.

Flare to swipes to air flare

플레어 투 스와이프스 투 에어 플레어　　　*QR코드를 스캔하시면 동영상이 재생됩니다

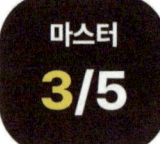

댄서는 몸이 재산이야! 손목 조심하자!

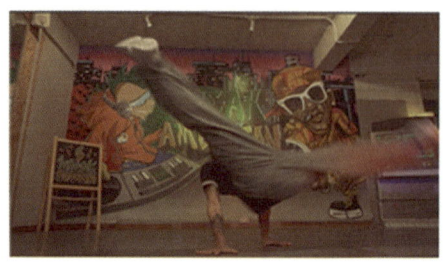

1. 플레어로 시작한다. 이때 원심력을 강하게 만들어주며 왼 다리를 왼쪽 하늘로 강하게 올려준다.

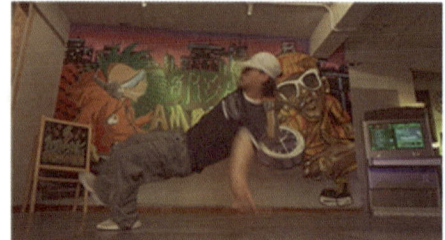

2. 양 다리와 골반을 앞으로 내밀어주면서 바로 스와이프스를 해준다.

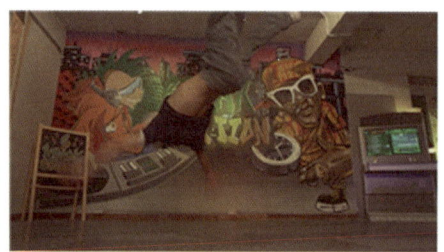

3. 오른 다리를 하늘로 강하게 올려주면서 바로 두 다리를 회전시켜 몸의 중심을 왼쪽으로 이동시켜 에어 플레어를 한다.

Flare to windmill to air flare

플레어 투 윈드밀 투 에어 플레어

*QR코드를 스캔하시면 동영상이 재생됩니다

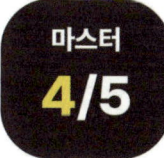

좀 더 높이 올라가자!

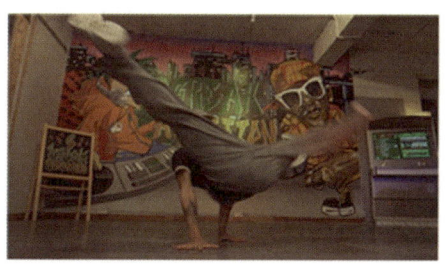

1. 플레어로 시작한다. 이때 원심력을 강하게 만들어준다.

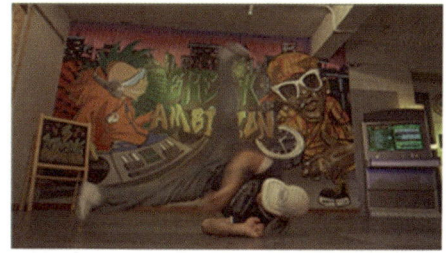

2. 그 후 바로 몸을 숙여 윈드밀을 한다. 이때 양다리를 접어주며 양손으로 바닥을 밀어 옆으로 굴러준다.

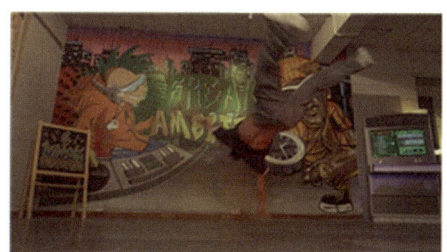

3. 양다리를 하늘로 올리면서 양손으로 바닥을 밀어 몸을 들어준다. 이후 몸의 중심을 왼쪽으로 이동시켜 에어 플레어를 한다.

Master freeze stack.01

마스터 프리즈 스택.01

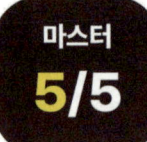

*QR코드를 스캔하시면 동영상이 재생됩니다

이게 된다면 너는 넥스트 레벨!

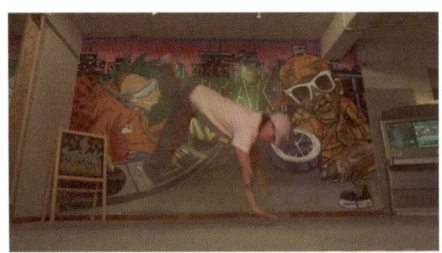

1. 점프를 한다. 이때 베이비 프리즈를 만들 준비를 한다.

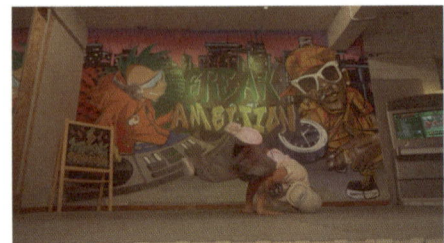

2. 베이비 프리즈를 만든다.

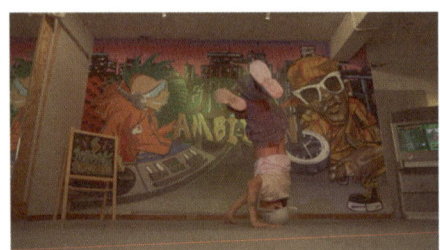

3. 헤드 프리즈를 추가하여 자유롭게 다리 모양을 만든다.

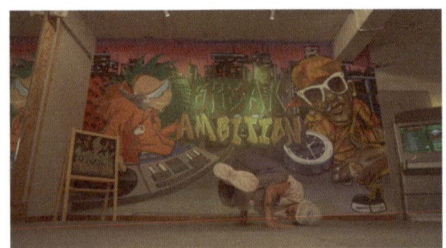

4. 베이비 프리즈로 내려가서 자유롭게 다리 모양을 만든다.

Master freeze stack.01

마스터 프리즈 스택.01

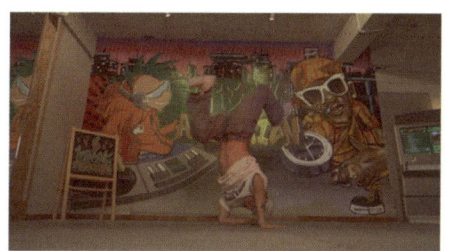

5. 엘보우 프리즈를 만들어준다.

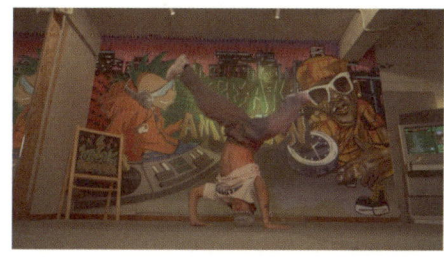

6. 헤드 프리즈를 만들어준다.

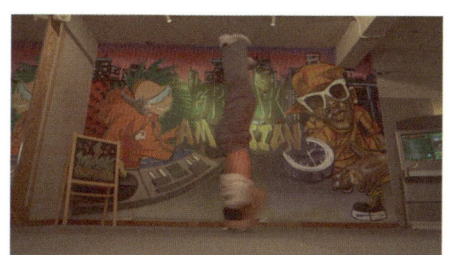

7. 헤드 스핀을 돌아준다. 이때 다음 프리즈를 만들 준비를 한다.

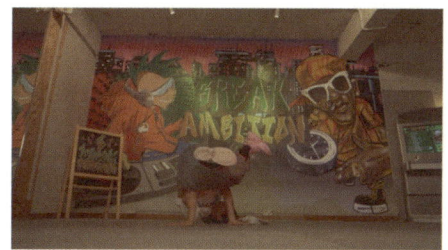

8. 베이비 프리즈로 마무리한다.

L
E
V
E
L

99

> 일본 배틀에서 일어난 일인데,
> 코멧형이 꿈에서 절크형이
> 검은 고양이를 안고 왔다고 했었어요.
> 근데 꿈에서 검은 고양이는
> 행운의 상징이거든요.
> 그 배틀 날 4강에서 절크형이 1명을 이기고
> 마지막 한 명과 무승부까지 가고 극적으로 이겨서
> 모두가 되게 신기해했던 기억이 있네요.
>
> -INHOOK-

Flare to air flare to munchmill

플레어 투 에어 플레어 투 먼치밀

*QR코드를 스캔하시면 동영상이 재생됩니다

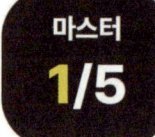

파워 있게! 열정 있게! 가자!

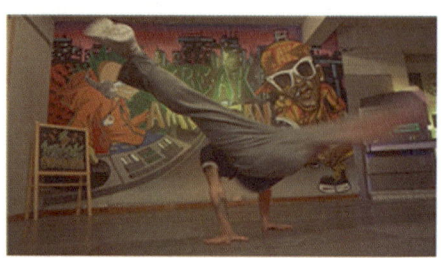

1. 플레어로 시작한다. 이때 왼쪽 다리를 왼쪽 하늘로 강하게 올려준다.

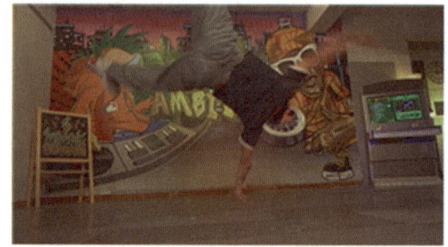

2. 양손을 바닥에 내려주면서 양다리를 하늘로 올려 물구나무를 만들어준다. 이후 몸의 중심을 왼쪽으로 이동시켜 에어 플레어를 해준다.

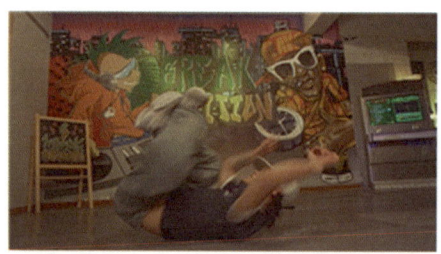

3. 양다리를 교차하며 양손으로 바닥을 밀어 원심력을 만들고 먼치밀로 마무리 한다.

Glider nike suicide drop

글라이더 나이키 수어사이드 드랍   *QR코드를 스캔하시면 동영상이 재생됩니다

마스터 2/5   드랍할 때 발바닥 먼저 착지하면 충격 흡수 효과!

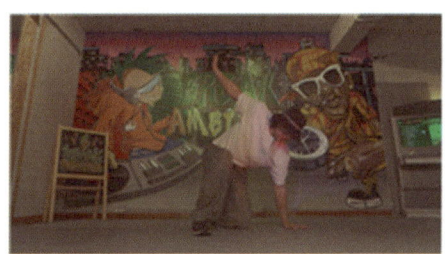

1. 왼 무릎을 땅에 대고 왼손으로 바닥을 짚는다.

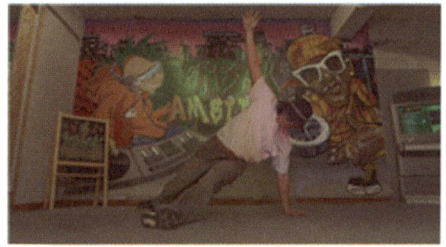

2. 두 다리를 펴서 오른 다리를 뒤로 보내고 다리를 앞뒤로 교차한다.

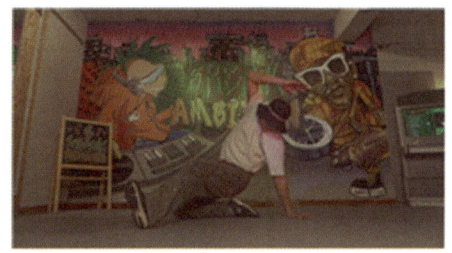

3. 오른 다리를 접으면서 오른 무릎을 바닥에 내려준다.

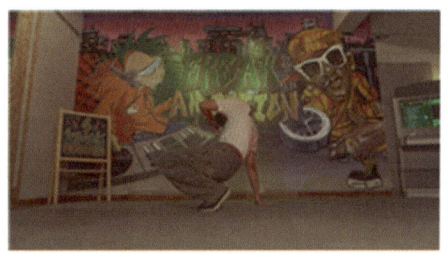

4. 오른발을 바닥에 반원을 그리며 180도 돌린 후 몸의 오른쪽 45도 방향으로 펼치며 몸을 지탱하는 손을 왼손에서 오른손으로 이동하여 양다리를 몸 쪽으로 모아준다. 이때 양발은 동일 선상에 위치한다.

Glider nike suicide drop

글라이더 나이키 수어사이드 드랍

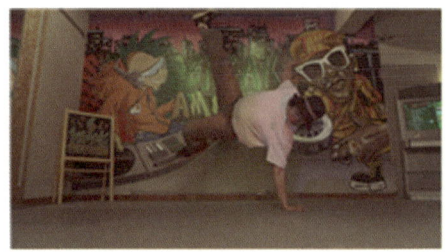 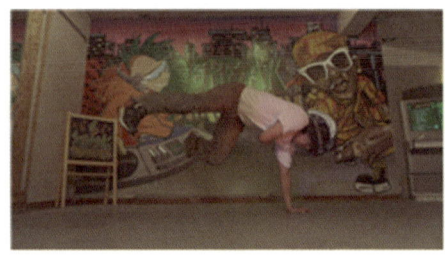

5. 양발을 바닥을 밀어 점프하고 왼손으로 몸을 들어 오른발을 하늘로 펼쳐준다. 이때 왼 다리를 몸의 뒤쪽으로 접고 몸의 중심을 왼손으로 완전히 이동하여 오른팔을 하늘로 펼쳐준다.

6. 오른팔을 이용해 몸을 왼쪽으로 돌려준다. 이때 오른 다리를 몸과 일직선이 되도록 내려준다.

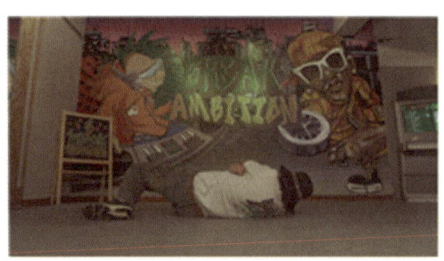 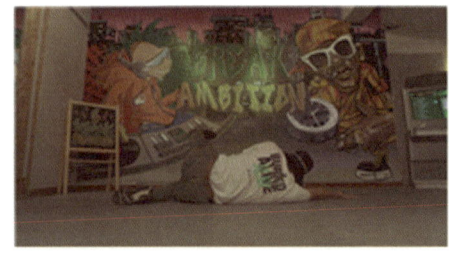

7. 오른 어깨와 왼발을 바닥 내려놓는다. 이때 양손을 팔짱을 끼고 시선을 하늘을 바라본다.

8. 왼 다리를 몸의 앞쪽으로 90도 펼쳐주고 왼손으로 바닥을 짚어주고 오른팔을 머리 방향으로 앞쪽에서 뒤쪽으로 펼쳐준다.

Glider nike suicide drop

글라이더 나이키 수어사이드 드랍

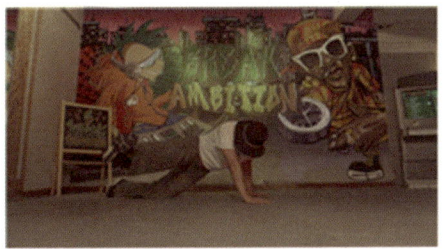

9. 상체를 오른쪽으로 틀어 다리를 뒤로 접고 앞쪽 허벅지를 바닥에 닿게 한다. 이때 상체를 두 손으로 밀면서 들어 올려 오른 다리를 몸의 앞쪽 90도로 펼쳐준다.

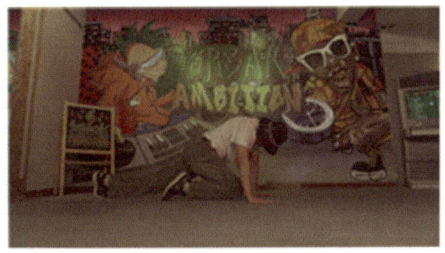

10. 오른 다리를 몸 쪽으로 굽히며 오른 무릎을 배 바로 아래 바닥으로 가져온다.

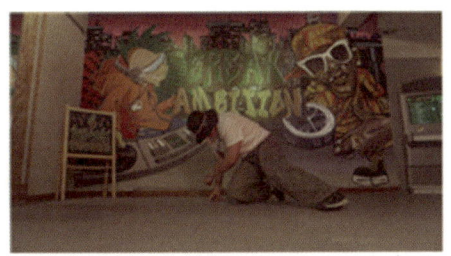

11. 양손으로 땅을 밀고 왼 다리를 몸의 방향 왼쪽에서 오른쪽으로 가져와 오른 무릎으로 돌면서 오른쪽 대각선 앞 바닥에 밟는다. 이때 왼손을 바닥에서 떼어준다.

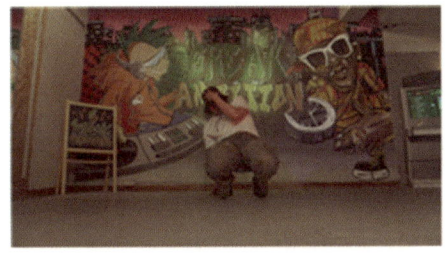

12. 몸의 앞쪽으로 오른 다리를 펼쳐 왼 다리를 굽히고 다시 오른 다리를 굽혀 풋워크 앞 자세를 만든다.

Master freeze stack.02

마스터 프리즈 스택.02

*QR코드를 스캔하시면 동영상이 재생됩니다

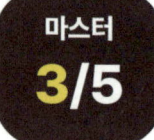

식상한 프리즈 콤보는 저리 가!

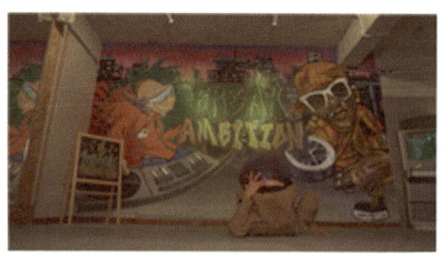

1. 앞구르기를 하고 숄더 프리즈를 만든다.

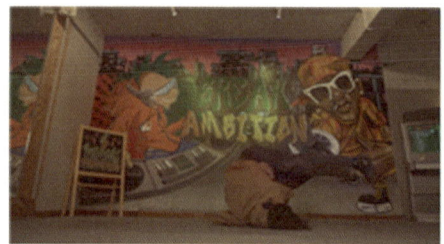

2. 백스핀을 하고 숄더 프리즈를 만들어준다.

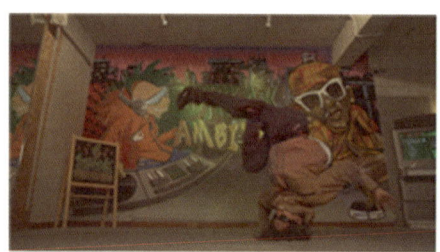

3. 베이비 프리즈를 만들어주고 리버스 헤일로우를 한 뒤 헤드 할로우 백 프리즈를 만들어준다.

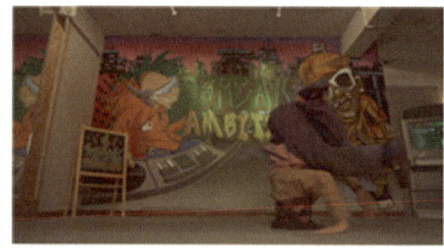

4. 헤드 프리즈를 만들어 주고 다리 모양을 자유롭게 한다. 이후 헤드 스핀을 한 뒤 헤드 프리즈를 만들어준다.

Master freeze stack.02

마스터 프리즈 스택.02

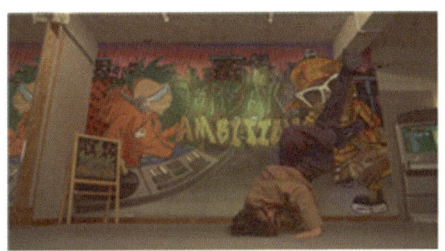

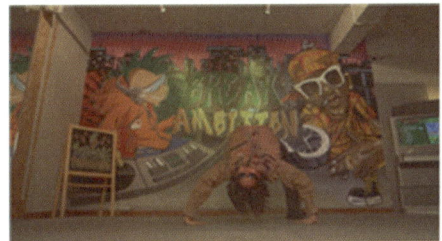

5. 베이비 프리즈를 만들어 주고 다리 모양을 자유롭게 한다.

6. 브릿지 프리즈로 마무리 한다.

Sewing step

스윙 스텝 *QR코드를 스캔하시면 동영상이 재생됩니다

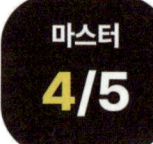
마스터 4/5

재봉틀이라고 생각하고 움직여보자!

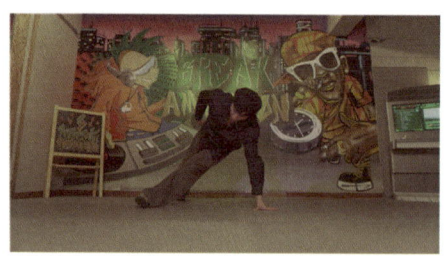

1. 식스 스텝 뒤 자세에서 왼발을 펴서 왼손과 일직선상에 짚어준다.

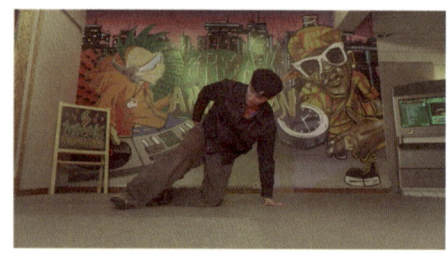

2. 오른발을 왼발 바로 앞에 짚어주고 왼쪽 무릎을 땅에 내려놓는다.

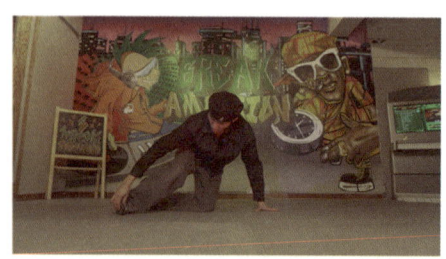

3. 오른발을 오른손으로 잡아준다.

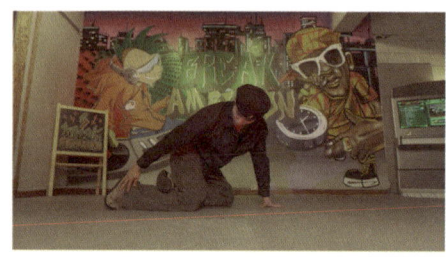

4. 왼쪽 발목을 오른다리 오금에 걸어준다.

Sewing step

스윙 스텝

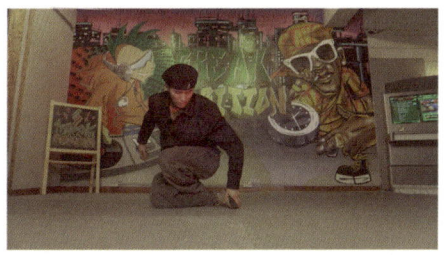

5. 오른 무릎을 중심으로 오른발을 시계 방향으로 돌려 왼손이 있는 곳까지 당겨오고 왼손으로 오른발을 잡는다.

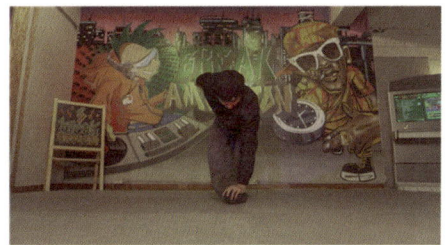

6. 왼발을 뒤로 뻗어서 짚어준다.

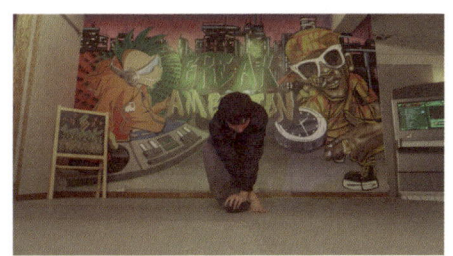

7. 오른손을 왼손과 오른 다리 사이로 통과시켜 땅을 짚어준다.

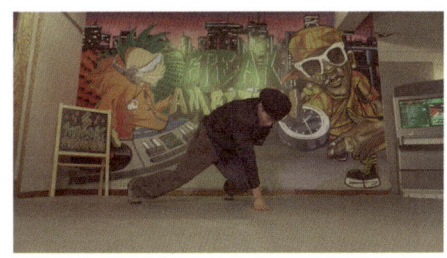

8. 왼손을 놓고 오른발을 왼쪽 대각선 뒤로 짚으며 식스 스텝 뒤 자세를 잡는다.

Windmill to air flare to munchmill

윈드밀 투 에어 플레어 투 먼치밀

*QR코드를 스캔하시면 동영상이 재생됩니다

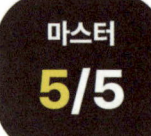

파워 무브 할 때 꼭 워밍업을 하자!

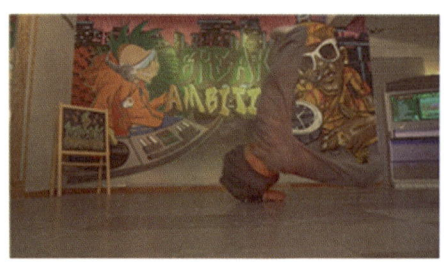

1. 윈드밀로 시작한다. 이때 양다리를 접어주고 양손으로 바닥을 밀어 옆으로 굴러준다.

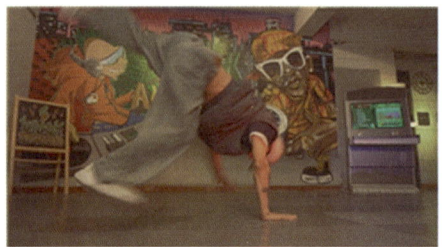

2. 양다리를 하늘로 올려 양손으로 몸을 들고 몸의 중심을 왼쪽으로 이동시켜 에어 플레어를 한다.

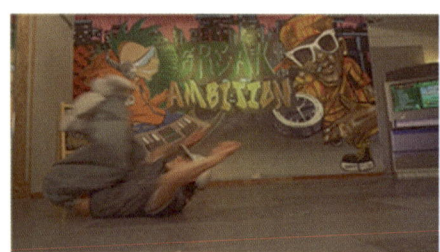

3. 양다리를 교차하고 양손으로 바닥을 밀어 원심력을 만들어주며 먼치밀로 마무리 한다.

LEVEL

100

춤은 모두가 할 수 있습니다.
잘하고 못하고를 따지지 말아요.
그저 춤이 주는 감정을 느끼세요.
기쁘고 슬픈 이 모든 순간순간이
소중한 추억이 될 거예요.

-BREAK AMBITION-

Master freeze stack.03

마스터 프리즈 스택.03   *QR코드를 스캔하시면 동영상이 재생됩니다

마스터 1/5

공중 프리즈 콤보 하고 싶다면 추천!

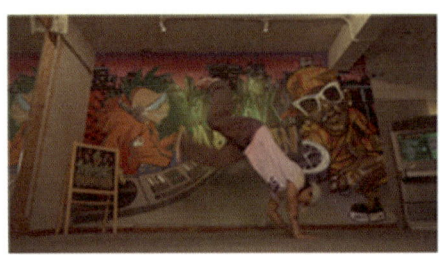

1. 점프를 한다. 이때 양손으로 엘보우 프리즈를 만들 준비를 한다.

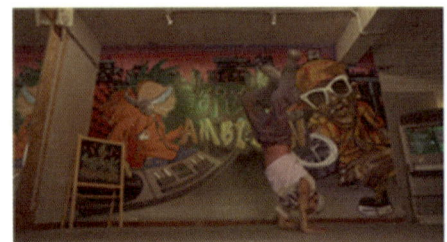

2. 엘보우 프리즈를 만들어준다.

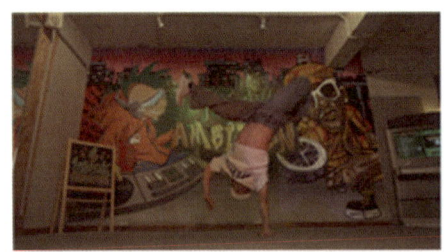

3. 반대 손 에어 나이키 프리즈를 만들어준다.

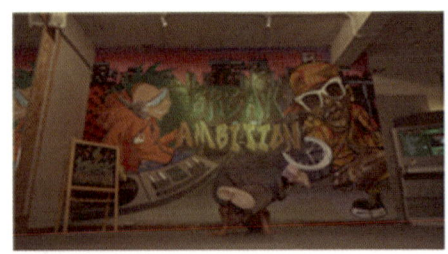

4. 베이비 프리즈를 만들어준다.

Master freeze stack.03

마스터 프리즈 스택.03

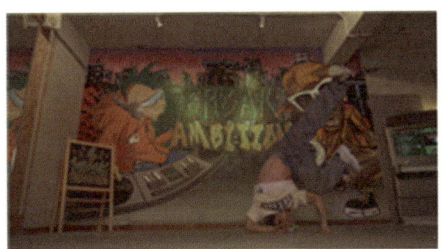 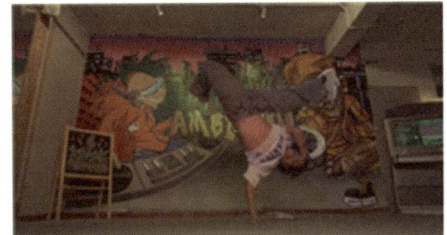

5. 리버스 헤일로우를 한 뒤 엘보우 헤드 프리즈를 만들어 준다.

6. 에어 나이키 프리즈로 마무리한다.

Master power combo.06

마스터 파워 콤보.06

*QR코드를 스캔하시면 동영상이 재생됩니다

마스터 2/5

이걸 한다면 당신은 파워 무브 마스터!

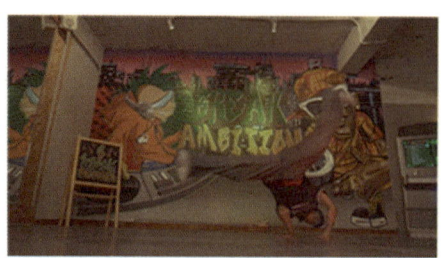

1. 윈드밀로 시작한다. 이때 양다리를 접어주고 양손으로 바닥을 밀어 옆으로 굴러준다.

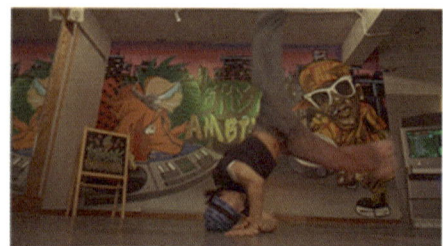

2. 양다리를 하늘로 올려주며 두 손을 모아 온몸을 오른쪽으로 틀어주며 바로 2000을 한다.

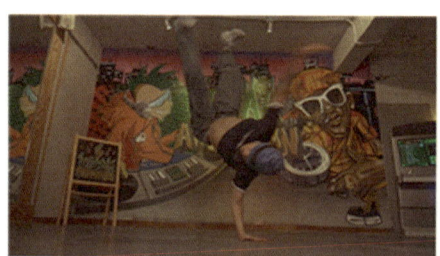

3. 손을 풀며 몸의 중심을 오른손으로 이동하고 바로 왼손으로 다시 이동하여 양다리를 돌려주며 공중에서 바로 에어 플레어를 한다. 이후 다리를 모아주고 양손으로 바닥을 밀어 원심력을 만들어 먼치밀로 마무리한다.

Toy story arm style

토이 스토리 암 스타일

*QR코드를 스캔하시면 동영상이 재생됩니다

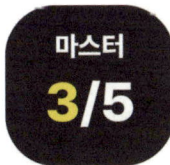

장난감이 살아있다고 믿고 있어?

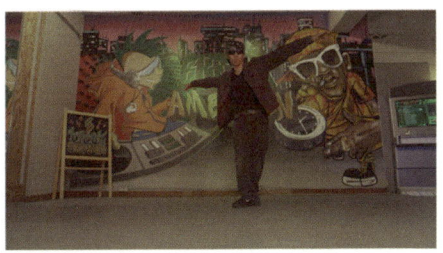

1. 프론트 스텝을 밟는다.

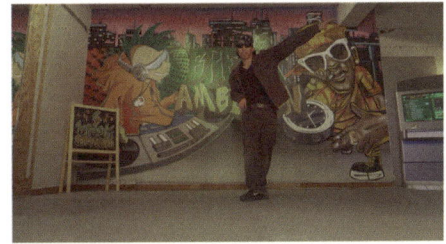

2. 오른손을 허리에 댄다.

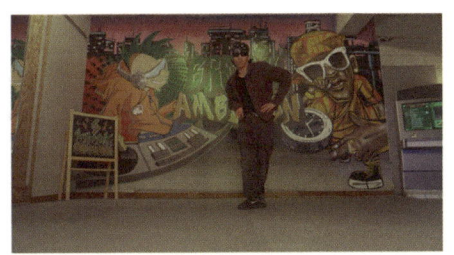

3. 왼손을 허리에 댄다.

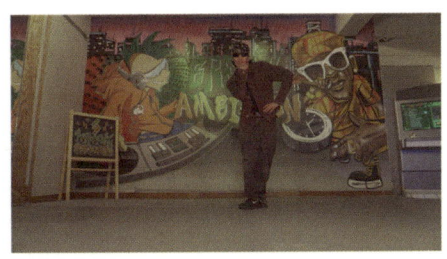

4. 오른손으로 턱을 잡는다.

Toy story arm style

토이 스토리 암 스타일

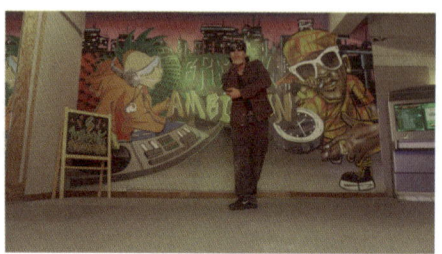

5. 왼손으로 오른 팔꿈치를 잡는다.

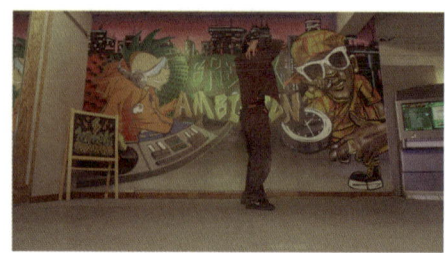

6. 오른손을 오른 어깨에 고정시키고 오른 어깨를 몸 방향 왼쪽으로 올린다. 이때 상체는 오른쪽으로 바라본다.

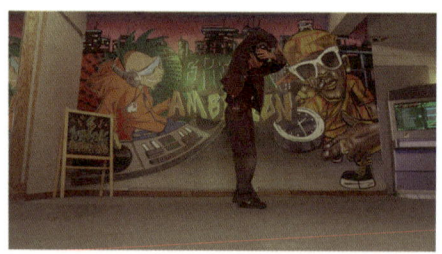

7. 오른손은 몸 방향 왼쪽으로 어깨 라인 따라서 왼쪽 팔꿈치까지 이동한다. 이때 오른손이 머리를 뒤쪽으로 이동시킨다.

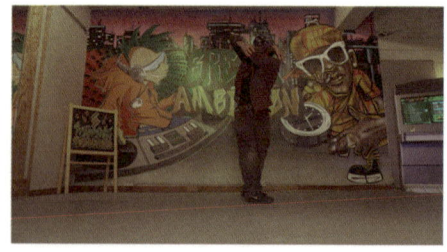

8. 오른손으로 왼 팔꿈치를 잡아서 만든 공간으로 왼손을 통과시키면서 상체를 오른쪽으로 틀고 왼손 위치를 어깨 선에 고정시켜 오른손으로 왼 팔꿈치를 몸 방향 왼쪽에서 오른쪽으로 반원을 그리며 아래에서 위로 돌린다.

Toy story arm style

토이 스토리 암 스타일

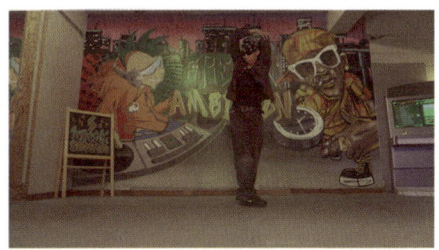

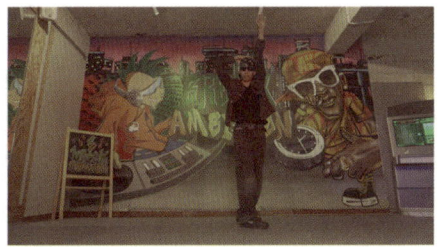

9. 상체를 왼쪽으로 틀면서 정면을 바라보고 두 팔을 머리 위로 올린다. 이때 오른손과 왼 팔꿈치를 잡아서 만든 공간으로 머리를 통과시킨다.

10. 고개를 앞쪽 대각선 밑으로 내밀면서 만든 공간으로 왼손을 몸 방향 앞쪽으로 통과하고 하늘 위로 올려 오른쪽 귀 옆에 붙인다. 이때 오른손은 정수리를 잡는다.

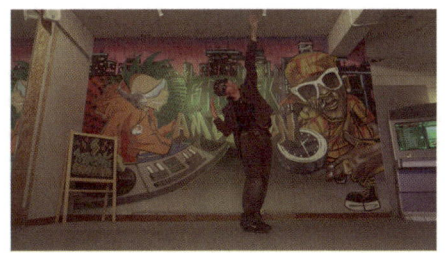

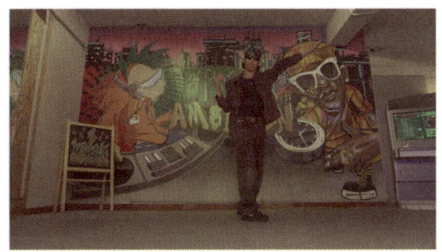

11. 머리를 잡고 있던 오른손을 몸 방향 오른쪽으로 내린다. 이때 시선은 앞을 보고 머리까지 같이 내린다.

12. 내렸던 머리를 다시 되돌리며 머리로 왼팔을 터치한다. 이때 몸 방향은 왼쪽에서 오른쪽 반시계 방향으로 한 바퀴를 돌리며 동시에 앞으로 걸어 나간다.

Toy story arm style

토이 스토리 암 스타일

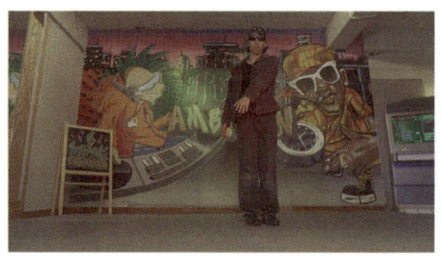

13. 왼팔을 아래부터 돌려준다.

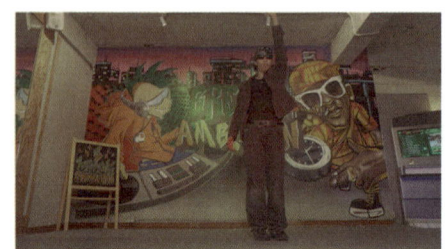

14. 왼팔을 하늘까지 돌려준다.

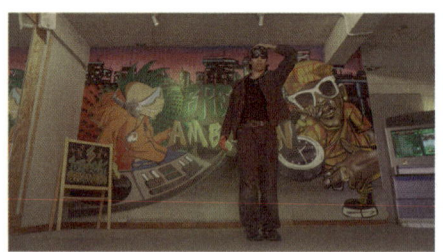

15. 왼팔이 돌아서 다시 왼쪽 귀 옆으로 왔을 때 왼손으로 정수리를 잡는다.

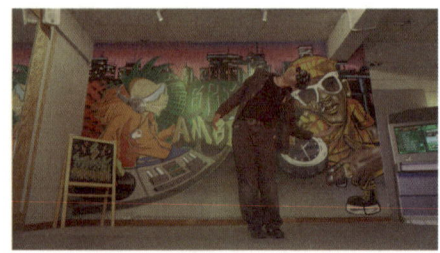

16. 머리를 잡고 있던 왼손을 몸 방향 왼쪽으로 내린다. 이때 시선은 앞을 보고 머리까지 같이 내린다.

Whip smash

윕 스매쉬

*QR코드를 스캔하시면 동영상이 재생됩니다

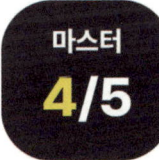

채찍 3종 세트!

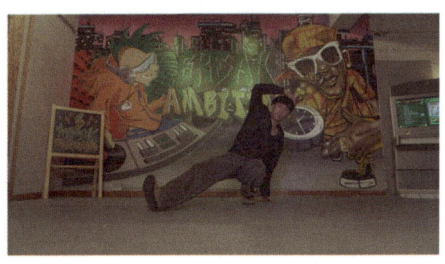

1. 식스 스텝 앞 자세에서 오른발을 오른쪽 대각선 방향으로 펴준다.

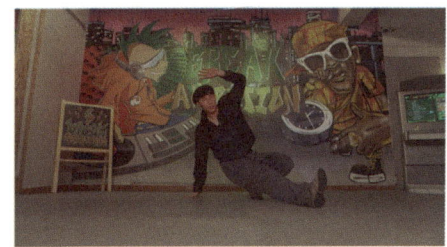

2. 왼손을 떼고 오른손을 짚으며 오른발을 왼쪽 대각선 방향으로 가져온다.

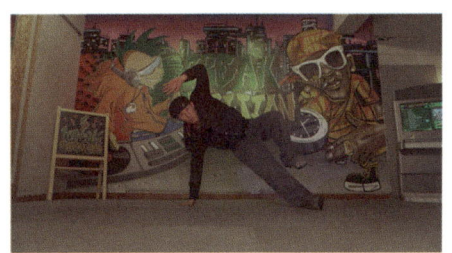

3. 왼 다리를 위로 점프하여 오른 다리가 지나갈 공간을 만들어준다.

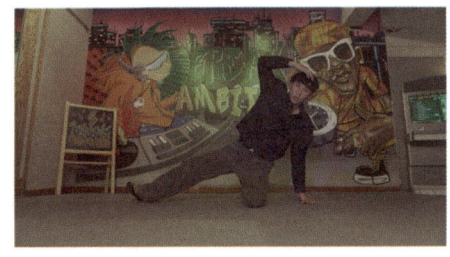

4. 오른 다리를 편 상태로 왼쪽 방향으로 계속 돌린다. 이때 왼쪽 무릎을 땅에 내려놓는다.

Whip smash

웝 스매쉬

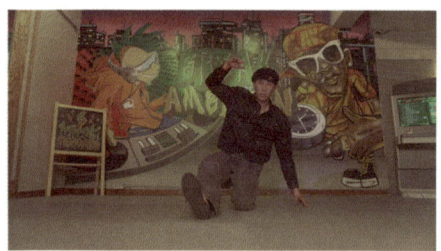

5. 오른 다리를 앞으로 가져온다.

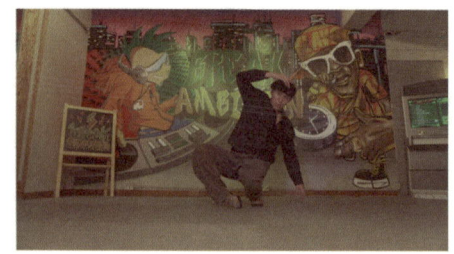

6. 왼쪽 무릎을 들어 오른발이 지나갈 공간을 만들어주고 오른발을 돌려준다.

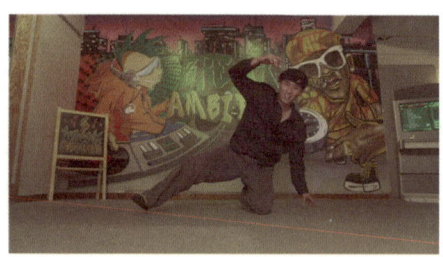

7. 다시 오른발이 오른쪽으로 가면 무릎을 내려놓는다.

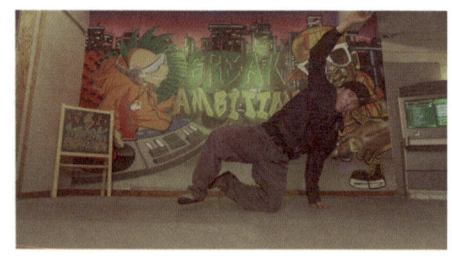

8. 왼발을 들어 오른발이 지나갈 공간을 만들어준다.

Whip smash

윕 스매쉬

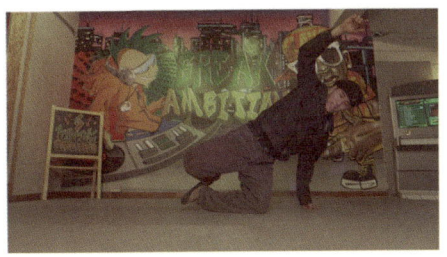

9. 오른발을 왼쪽으로 계속 돌려준다.

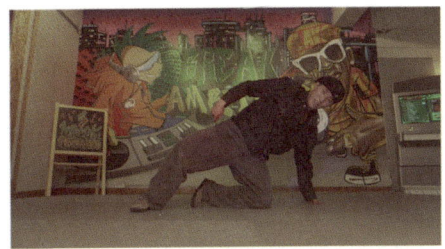

10. 다시 오른발이 오른쪽으로 오면 발을 내리고 오른발도 바닥을 짚는다.

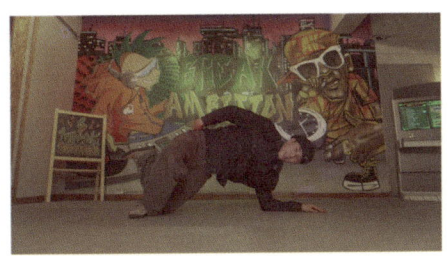

11. 팔꿈치를 오른쪽으로 내려주고 왼 무릎은 오른발 바로 뒤에 짚어준다.

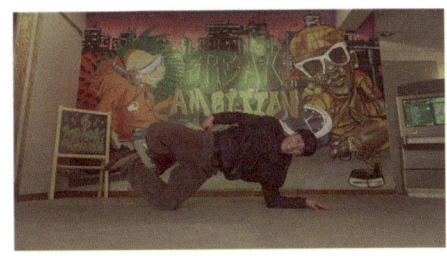

12. 오른발이 왼무릎 뒤를 지나간다.

Whip smash

윕 스매쉬

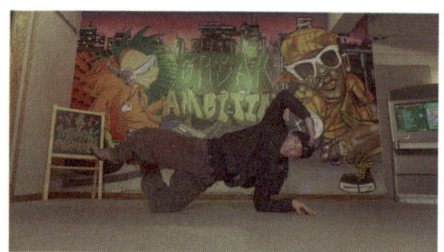

13. 오른발이 왼발의 뒤와 오른쪽을 차례로 지나가게 돌린다.

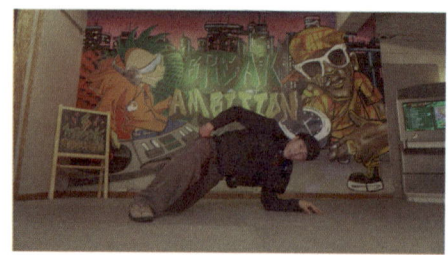

14. 오른발이 앞으로 왔을 때 왼쪽 무릎 앞을 짚어준다.

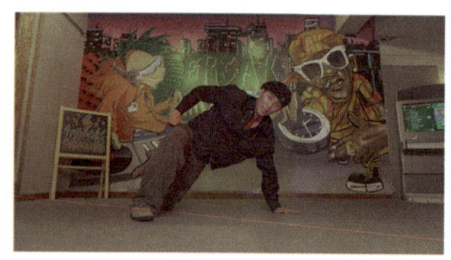

15. 왼쪽 팔꿈치를 들어준다.

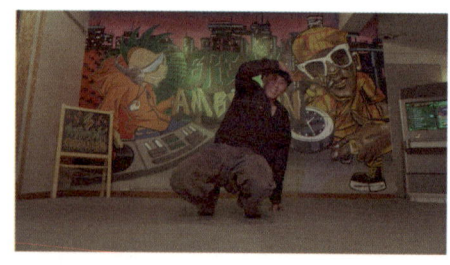

16. 왼발을 앞으로 펴고 오른발과 같은 선상에 두면서 풋워크 앞 자세를 잡는다.

Windmill to 1990 to swipes to 1990

윈드밀 투 나인틴 투 스와입스 투 나인틴   *QR코드를 스캔하시면 동영상이 재생됩니다

마스터 5/5

너의 파워 무브 콤보를 한번 만들어봐!

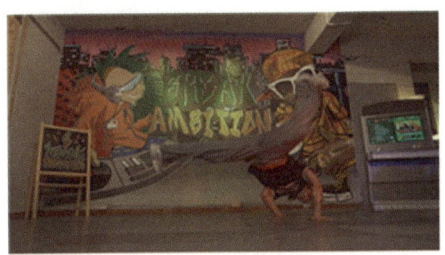

1. 윈드밀로 시작한다. 이때 양다리를 접어주고 양손으로 바닥을 밀어 옆으로 굴러준다.

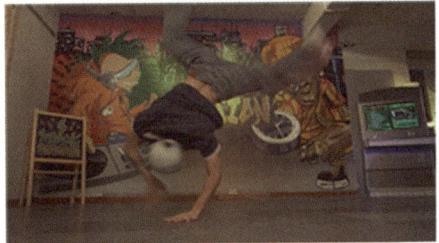

2. 양다리를 하늘로 올려 양손으로 바닥을 밀어 몸을 들어주고 몸의 중심을 왼쪽으로 이동하며 1990을 해준다.

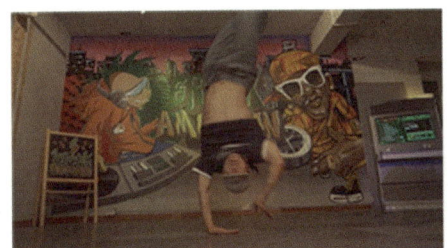

3. 몸의 중심을 오른손에서 왼손으로 이동시킨 뒤, 왼발을 내려주며 골반을 정면으로 내밀어주어 스와입스를 한다. 이후 오른 다리를 강하게 하늘로 올려 마무리를 1990으로 끝낸다.

! CLEAR !

가치의 춤, 감정의 여정

우선, 너무나 고맙습니다.
쉽지 않은 연습, 어려운 선택
그럼에도 흔들림 없이 걸어온 당신.
그 모든 순간이 얼마나 **빛났을까요?**

좌절의 쓰라림도 있었을 테고,
슬픔의 무게에 어깨가 내려앉기도 했을거에요.
하지만 그 안에 성공의 기쁨과
행복의 날들이 함께했음을 믿습니다.

기쁨과 슬픔을 모른다면,
우리는 진정 살아간다 할 수 있을까요?
이 모든 감정이 어우러져 우리 삶은 비로소 빛이 납니다.

이제, 우리가 사랑하는 브레이킹댄스를
이 책을 통해 여러분께 전할 수 있음에
그저 감사하고 또 기쁩니다.

이 여정은 우리에게도 도전이었습니다.
만약 이 책이 여러분을
멋진 비보이, 비걸의 길로 이끌 수 있다면,
여러분의 성공이 곧 우리의 성공이 되겠죠.

책이란 참 어렵습니다.
가치가 있기 때문이죠.
우리 팀은 언제나 가치를 찾아 목말라 합니다.
그 가치 속엔 **이 책이 있고, 이 책 안엔 여러분이 있습니다.**

즐거운 추억, 슬픈 추억
밤새 책장을 넘기던 추억
연습하며 고민하던 추억
누군가와 함께 웃으며 나눈 추억
이 모든 순간이 결국
여러분의 가치를 말해줄 겁니다.

이 책이 여러분에게
소중한 가치를 찾는 계기가 되길 바랍니다.
삶을 춤추듯 감정을 춤추듯
여러분만의 아름다운 여정을 완성하세요.

우리는 언제나 여러분을 응원합니다.

⟨BREAK AMBITION⟩

브레이킹 댄스
마스터 북 ④

ⓒ 팀 브레이크 엠비션, 2025

초판 1쇄 발행 2025년 4월 7일

지은이	팀 브레이크 엠비션
펴낸이	이기봉
편집	팀 브레이크 엠비션
펴낸곳	도서출판 좋은땅
주소	서울특별시 마포구 양화로12길 26 지월드빌딩 (서교동 395-7)
전화	02)374-8616~7
팩스	02)374-8614
이메일	gworldbook@naver.com
홈페이지	www.g-world.co.kr

ISBN 979-11-388-4163-4 (04680)
ISBN 979-11-388-4159-7 (세트)

- 가격은 뒤표지에 있습니다.
- 이 책은 저작권법에 의하여 보호를 받는 저작물이므로 무단 전재와 복제를 금합니다.
- 파본은 구입하신 서점에서 교환해 드립니다.